中医がだめなら西医があるさ
西医がだめなら中医があるさ

東西医学の長所を生かせ！

はじめに

人間とロボットの違い

人間とロボットの違いは何なのでしょうか。感情があるのが人間で、感情がないのがロボット?指示されなくても動くのが人間で、指示されないと動かないのがロボット?
私はロボット工学のことは全くと言っていいほど無知ですが、おそらく感情を持っている高度なロボットも開発されているでしょうし、指示されなくても自らの判断で作動するロボットもたぶん実用化されているに違いありません。

「そうか!神が作ったのが人間で、人間が作ったものがロボットか!」

これはなかなか面白い観点からの意見ですね。哲学者ならこういう意見を述べるかもしれません。では医学的な観点から意見をどうぞ。

「ん〜。医学的な観点ね〜。病気をするのが人間で、病気をしないのがロボット?感染症にかかるのが人間で、感染症にかからないのがロボット?」

なるほど、確かにロボットの肝炎なんて聞いたことがありませんし、そもそもロボットに肝臓があるのか知りません。ロボットが風邪を引いたということも聞いたことがありませんから、この意見は非常に的を射ているかもしれません。しかしロボットも充電が切れたら動きませんし、ギアが錆びついたら動きが鈍くなります。古くなれば誤作動だってあるはずです。だったらやはりロボットも病気をするといえるのではないでしょうか。

「じゃ～いったいロボットと人間って何が違うの？　そうか！インプットしていないことは一切しないのがロボットで、インプットしなくても学習して成長するのが人間か！」

自然治癒力

いやいや、そうとばかりは言っていられませんよ。人工知能という言葉が現れてから久しいではありませんか。これから先の時代はおそらく人間よりロボットの方があらゆる分野において知能指数が高くなるはずです。

「じゃ～いったいロボットと人間って何が違うのか？」

私は「治癒力」にあると思っています。自然治癒力があるのが人間で、治癒力のないのがロボット。ここで私の言う治癒力とはどのような特徴なのかを説明させていただきます。

私の言う治癒力とは次の三つを特徴としています。

一つ目は「生旺墓《せいおうぼ》」があり、有限で決して永遠の存在が保証されていないということです。生旺墓とは、生まれて旺盛になり死んでお墓に入ることを意味します。つまり始まって盛んになって衰退するというこの世の真理を表現した言葉なのです。

しかし、ロボットはそうではありません。古くなった部品は交換すればもしかしたら永遠の存在が実現できるかもしれません。風化していく歴史的建造物も国家予算の上乗せによって修復作業を延々と繰り返していけば、ひょっとして一万年後も存在している可能性は低くないのではないでしょうか。ロボットもそれと同じことです。

二つ目は適量のストレスを与えることによって治癒力はさらに旺盛になるということです。筋肉を例にとって説明させていただきます。

筋肉にストレスをかけるということは、鉄アレイを持ち挙げたり、負荷のかかった運動を繰り返し行うことです。そうすると筋肉はどうなるでしょうか。ストレスに負けてやせ衰えていくどころか、逆に筋肉が膨隆してくるはずです。つまり適量のストレスは単なるストレスではなく、鍛錬にその名を変えるのです。適量のストレスが人体にかかることによって、治癒力も旺盛になるのです。

三つ目は適度に休憩させてやると治癒力はやはり旺盛になるということです。筋肉を例にとりますと、筋トレばかりをしていても筋肉は強くなりません。適度の休憩を与えることによって筋肉はパンプアップします。治癒力もこの原理と同じで、病を治すということは決して加えるばかりではなく、減らすことも時には大事というわけです。治癒力が旺盛になってくれれば、人知の及ばない力を発揮することでしょう。我々人類が今まで生き延びて来ることができたことこそがその証しだと思いませんか。

「じゃあこの能力を最大限に生かしていけば、手術や薬もいらないの?」

答えはＹＥＳです。

「だったらその方がいいに決まっている!その方法を教えて欲しい!しかしその治癒力でどんな病気でも治るの?」

中医学と西洋医学

自然治癒力と言っても完璧ではありません。欠点が存在します。それはある定められた時間がかかるということなのです。ある定められた時間とは、ただ目の前の病気や症状を治すのに要する期間ではなく、人体のあらゆる所に悪影響を及ぼすかどうかを全身の全細胞に忖度しながら治すために費やす時間のことです。

一度の治療によって副作用が発生しないために、治癒力という偉大なエネルギーは、治療ごとに人体に最も適した効果をもたらしながら病からの脱却を図ってくれているのです。

しかし緊急を要する病気の場合は治癒力の恩恵を待っている余裕はありません。では治癒力の長所と治癒力の欠点を補う方法との二人三脚で健康を維持すれば鬼に金棒ではないでしょうか。そこで西医の登場となります。急を要する病気ならば手術をし、化学療法で今目の前にある病状を押さえる。とにかく最悪の事態を避けるために西医で考えられるあらゆる手段を講じる。元の自然体に戻すのはそれから考えればよいのです。

このように中医学と西洋医学の長所と短所を熟知し、うまく使いこなして行けば健康的な生活を送れるというものです。人類を悩ませている癌に対しても十分対抗できる自信があります。

そのためにはまず中医学と西洋医学の違いを歴史的見地から考察したいと思いますので、本編に入る前に西洋医学史と中医学史をお読みいただきたく思います。どのような過程を経て現在のように、まさに正反対ともとれる医学になったのかを知っていただいてから本編を読んでくださるとより理解しやすいと思いました。

そして日本の医学もどのような道を経て現在に至ったのかを理解していただきたく思います。また、我々国民が一度大局的になって医学というものを考える時期に来ていると考えています。

本書の構成と狙い

この種の書物は難しい専門用語が頻繁に出てきて、読み終えたものの何が書いてあったかさっぱり理解できていないということになりがちです。したがってできる限り分かりやすくするために会話方式を採用し、それらをさらに深く説明するために注釈をつけるというやり方にしました。

本文では患者さんと中医師（中医学を専門的に履修した者）あるいは西医師（西洋医学を専門的に履修した者）との会話によって話が進んでいきますが、施術する側の呼称について申し上げておきたいことがあります。

中医学を主として行う者を中医師、西洋医学を主にして行う者を西医師とさせていただきました。なぜなら日本には中医師という職業は存在しませんし、いわゆるドクターを西医師とは呼びませんが、職業的に目線を合わせる意味でこのような呼び方が妥当だと思いました。ご了解いただきたく思います。

さて中医師及び西医師の患者役として登場していただく女性のプロフィールを簡単に紹介したく思います。年齢は五十歳、医学的な知識は豊富ではありませんが、健康に関しては同年代の人達より関心が深い。勉強家でとても親孝行な性格の持ち主です。京都市在住なので「京子さん」と命名しました。

本書の狙いは申し上げるまでもなく、どちらの医学が優位かという点を明確化するのではなく、想定問答によって中医学と西洋医学の長所や短所を読者に感じ取っていただき、今後の保健活動に役立つよう願っていることです。特に中医師による診察は経験された方も少ないのではないでしょうか。もしこの機会に中医師による診察に興味を持ってくだったならば、拙著『拝啓、未来の鍼灸師へ』（アートヴィレッジ）を手に取っていただければ幸いです。

西洋医学と中医学を知り安心な暮らしを

病気になるとまずは病院に行きます。そして病院で西洋医学の治療が始まります。早期に治れば何の問題もありませんが、治らない場合の患者さんの心境は複雑です。このままこの治療を続けていても良いものだろうか?違う病院に行けばまた違った治療を受けることができるのではないだろうか?しかし黙って病院を変わるのも、これまでお世話になった先生を軽視するようで良心が痛い。先日の井戸端会議で鍼灸によって治った人の話を聞いた。鍼灸治療院ではどのようなことをするのだろう?今受けている西洋医学の治療と鍼灸治療を一緒に受けることはできるのだろうか?医療と言えば西洋医学しか知らないが、鍼灸っていったい何なんだろう?

このような方々の不安を少しでも払拭することが本書を出版するに至った理由の一つで

もあります。医学は西洋医学だけではありませんし、注射や薬が効かなかったからといってお手上げすることもありません。あなたのすぐ横に中医学があります。

そのまた逆もしかりです。薬漬けを避けて鍼灸治療に身を委ねてきたものの、その頑な姿勢は時には病気を悪化させてしまうことさえあります。要するに西洋医学と中医学をうまく使いこなす知識を身につけることが自分の体を守ることにつながるのです。本書がそのきっかけとなるのであれば、それこそ本懐というもので、著者として最高の喜びです。

今回の出版は第一弾です。あらゆる病気に対して西洋医学と中医学がどのように立ち向かうのか。病名を変えて再び皆様に提供できるように、もっと幅広く様々なことを学んでいこうと思っています。

目次

第一部 「西洋医学史」

病は人間の心に原因がある

西洋と一言で言ってもその範囲は広いですが、ここでは主に現在のヨーロッパを中心とした地域を中心に進めてみたいと思います。

まず病を治す行為は祭祀から始まりました。たとえば崖から落ちて亡くなったとか、殴られて亡くなった等は、誰もがその死因を理解できます。

しかし原因不明の腹痛で亡くなったとか、原因不明の高熱が下がらず亡くなった等は、その根本原因は不明のままです。こういった場合、目には見えないものの仕業と結論付けて、その目には見えないものをかつては悪魔と呼びました。

また逆に高熱で唸っていた者が正気を取り戻すようになると、目には見えないものが助けてくれたと結論付けて、その目には見えないものを神と呼びました。

神と悪魔の存在を肯定した西洋の古代人は、当然ながら神に対して祈祷し供物を捧げるようになります。この時、神や悪魔と人間の仲介をする者が必要とされました。これがシャーマンです。シャーマンもただ単に神に対して祈祷し、悪魔に対してお祓いをするばかりではなくなっていきます。なぜなら祈祷だけでは病が癒やされないことだってあるからです。そんな場合は、色々な儀式を行ないました。

それでも癒やされない場合は、患者自身に何らかの罪があると考え、その罪を償えば病から解放されると考えるようになりました。この延長線上に宗教がありますが、ここでは深追いはしないでおきます。

心の治療から人体の治療へ

このように病とは人間が持つ心に原因があるのだとする考えと並行して、確実に癒すことができる物質を利用することによって病を治そうとしました。その代表例が薬草です。結果、薬草の利用によって格段に治癒率が上がりました。この経験から心を経由せずに直接人体に働きかけて治療する土台ができあがっていったのです。

心を含めて医学を語り始めると時間がかかってしまいます。なぜなら心は一人一人違うからです。しかし人体は一応みな同じなので、短時間で語ることが可能になる利点があります。

洋の東西を問わず、ここまでは同じ経緯を辿るのですが、ここからはその土地の環境によって進む道が異なります。つまりその土地が平和なのか、あるいは戦争に明け暮れているのか、食糧が豊富に採れるのか、あるいは食糧不足に喘いでいるのか等です。

西洋医学の父ヒポクラテス

西洋はご存じのように異民族で構成されている地域がほとんどです。したがって個々の心を尊重する余裕などなく、ひたすら悪い物（腫瘍等）は除去し、悪い症状は抑え込むことによって国民を迅速に健康にして敵の襲来に備える必要があったのです。こうして現在の西洋医学の基礎が出来上がっていきました。

やがて西洋医学はシャーマンから脱皮します。脱皮してからどの地域の医学を西洋医学と定義するかによって、内容の違った西洋医学史になってしまいます。インド？エジプト？イスラム圏？さぁどの地域に絞れば良いのでしょうか。

この選択には様々な意見があると思いますが、本書では「西洋医学の父」と呼ばれたヒポクラテス生誕の地であるギリシャに絞ってみたいと思います。

紀元前四六〇年、医師の子としてコス島に生まれたヒポクラテスは、「病とは超自然的な仕業や神の力によって発生するものではない」と主張しました。これが彼の原点であり、西洋医学の原点でもあります。したがって全ての病に対して常に分析（物の要素や成分を細分化して、その物を構成している物を明らかにすること）し、理論的に説明せよと言っています。

彼は科学を愛し哲学を重んじました。こうした合理性が単なる経験主義の医師とは一線を画す点です。そこから生み出された医学理論は『ヒポクラテス全集』に収められていて、医師としての倫理観は『ヒポクラテスの誓い』に記されています。

外科については『ヒポクラテス全集』に記録されています。この書は五章からなっていますが、ほとんどが外科ではなく整形外科について書かれています。骨折、脱臼、整復、包帯についてです。

彼の理論の中で有名なのは「四体液説」と呼ばれるものです。人間は血液、粘液、黄胆汁、黒胆汁という四つの体液から成り立っていて、この四つの体液が調和している状態が完全なる健康であり、四つの体液の中のたった一つでも不足したり過剰な状態が病であるという説を言います。そしてその対処法として、余分な体液を尿、汗、膿、糞便等によって排泄させるのです。

もう一つ彼の治療法の特徴として「反対はその反対で治療する」という説があります。つまり熱には冷、冷には熱を与えるのです。ただし、ヒポクラテスと言えども、現代医学のように薬品を投与して症状に対応する手段ではなく、あくまでも自然治癒力をいかに発揮させるかを課題にしている点に注目してください。

医学として確立する時代

ヒポクラテスが活躍したのが紀元前五世紀ですが、紀元前二世紀になり一人のギリシャ人医師が名を挙げます。彼の名はアスクレピアデス。彼はヒポクラテスの理論を完全否定します。つまり病を治すのは人間の持つ自然治癒力で、医師はその従者であるとするヒポクラテス理論を否定し、医師は自然治癒力の主人でなければならないと主張しました。医師は自然治癒力なんかに任せないで自らの手で病を治すべきだと言うのです。

ここで注釈が必要となります。アスクレピアデスはヒポクラテスのいう自然治癒力を否定しましたが、これはアスクレピアデスがただ四体液説のみに依存しているヒポクラテスを否定したと言えます。

つまりアスクレピアデスは、余分な水分を排泄するだけで病は自然に治るのだから、排泄した後は何もしなくていいというヒポクラテスの治療法を否定したのです。実際にアスクレピアデスは食事療法やマッサージを多用しています。

だいたいこの時期から医学が医学として確立していきます。それまでは医療は民間療法の域を出ませんでした。お婆ちゃんの知恵袋レベルだったのです。そして当然ながら医療に従事するための資格なんてものは必要ありませんでした。故に自らが医師と名乗って誰かの病を治し、その報酬として金品を頂戴する行為は卑賤な行為として非難されていました。医師は低俗な地位の職業だったのです。

しかし、理論的に医学を語るようになった紀元前二世紀を境に、医師の地位は上がってきたのです。

キリスト教を土台とした医療

アスクレピアデスと並んで後世に名を残した医師がギリシャ人のガレノスです。紀元後二世紀頃の人物です。彼はヒポクラテスの理論を支持し、また生きた動物で様々な解剖実験を行なったことで有名です。

当時は動物実験で知り得た解剖術を人間に応用する場合、患者を麻薬や度数の高い酒で酩酊状態にさせておき、手足を縛って行なったと言われていますが、彼は縛り付けるようなことを避けたと伝えられています。

それからしばらくはキリスト教が大きく影響します。つまりキリスト教が教える隣人愛に則り、病や貧困はキリスト教徒による病院や養護施設建設によってかなり緩和されました。そして十二世紀に医科大学が誕生します。

基本的にキリスト教徒は禁欲的な生活を推奨しましたので、医学も普段の生活の乱れを是正することから始まります。医学の根幹を成す理論はガレノスが師事したヒポクラテスのあの四体液説です。この説を原則に食事療法、瀉血療法、薬草療法、時には祈りを多用しました。

ここでこの時代の特徴を記しておきます。西暦一〇〇〇年頃の話です。医学の主流は内科で、外科は軽蔑されていた分野でした。外科を行なっていたのがなんと理髪師だったのです。当時は瀉血と言って患者の患部から出血させる治療法が頻繁に行われていました。それを行なっていたのが理髪師でした。

ある日、血のついた包帯を洗って外で乾かしていたところ、風で白い包帯がらせん状に赤い棒に巻き付いてしまいました。その後、十八世紀に理髪店と外科医が区別されましたが、理髪店のシンボルは赤と白、それに青を加えたものとして現在まで続いています。

人体解剖の発展

閑話休題。

時代は十五世紀。ルネッサンスの波がもうすぐそこまで来ている時代の話です。

当時のヨーロッパを支配していたのはキリスト教です。圧倒的な禁欲思想で教会が政治的にも権威を有していました。芸術面や医学においても個人の自由な表現は規制されていましたので、自分の意思で学問を修めることもかなりの制限があったようです。

そして一三四八年のペスト流行によって、それまでの人間は神の僕《しもべ》であるという教えが瓦解していきました。何故こんなに神を信仰しているのに罪のない人間が死んでいくのかと思い始めたのです。

そこへあのレオナルド・ダ・ヴィンチが登場します。彼は数学、解剖学、天文学、物理学、美術学等、ありとあらゆる分野で才能を発揮した大天才です。

彼は解剖の際、美術で行なうように細部まで事細かく人体構造を転写しました。あくまで事実を忠実に描いたのです。そこには中世ヨーロッパのタブーは存在しませんでした。

大学の世俗化（神聖化の対義語）、人文主義（教会の権威による人間への圧迫からの解放によって人間性を重視する主義）が台頭してきたことが追い風となり、血液、尿、痰の肉眼検査による四体液説で得られる診断が、瀉血によって治療するという古来の原始的な治療体系を破壊する日が刻々と近づいてきていたのです。

そして十六世紀。人体解剖は益々盛んになっていきます。十六世紀に始まったことではありませんが、とにかくヨーロッパは戦争が続いていて絶えることがありませんでした。我々が外科と言われてイメージするのは、たとえば内臓にできた腫瘍を摘出すること等でしょうが、ヨーロッパにおける外科の必要性は軍医にありました。敵の放った矢が人体に当たった場合の処置等が外科医の主な目的だったのです。故に医学とは人体を解剖してみて、いかに出血を抑えながら命中した矢を抜くか、あるいは命中した矢によって負傷した部位をいかにして縫合してみせるか等を知るための学問だったのです。

外科医とはそれまで理髪師よりも低い地位だったのですが、この頃よりその地位は向上していきます。その理由の一つとして外科医を目指した者に有識者が多かったことが挙げられます。病人の症状を観察記録し、外科で用いる道具の改良、自らの経験をまとめた書物の出版等を地道に行なってきた者達の成果が現れ始めたのです。

中世暗黒時代からルネッサンスへ

少し脱線しますが、ここでその当時のヨーロッパの状況を垣間見てみたいと思います。日本に鉄砲が伝来した十六世紀と言えば皆様もご存じのルネッサンス時代です。ルネッサンスとは「再生」あるいは「復興」と訳されるフランス語です。

このルネッサンスの定義については様々な議論があるようですが、一般的に言うと「ゲルマン民族の侵入によって始まった封建社会、カトリックの教え（神は絶対的存在だが、人間は罪深い生き物である。ただし寄付や巡礼等のような善行を積めば救われる）から人間を解放しようとする運動」と言えるのではないでしょうか。

学生の頃に世界史で習った記憶はあるけれど、そんなには深く理解していないという方もいらっしゃると思いますので、簡単におさらいしておきましょう。

まずゲルマン民族の大移動についてです。ゲルマン人は高い鼻、ブロンドヘア、青い目、長身等を特徴とする民族で、ヨーロッパに侵入してからは先住民のケルト人を圧迫していきました。ケルト人とは鉄製の器を巧みに使い、高度な農耕技術を持っていた民族のことです。ヨーロッパに侵攻したゲルマン民族は、現在のイギリス、フランス、イタリア、スペイン、ポルトガルでそれぞれが自らの国を建てました。中にはアフリカまで移動した者もいたそうです。そのように、ゲルマン人はヨーロッパ各地で建国しましたが、建国したということは、つまりその領土内では自然に専制社会に移行していくことを意味します。この専制社会構築がルネッサンスを起こす第一の引き金です。

もう一つはカトリックの教えです。カトリックは善行を積めば救われると説きましたが、その善行の中には教会に多額の金銭を寄付する行為も含まれていたため、見返りとして〝免罪符〟と呼ばれる証書を発行しました。つまり金銭を払ってカトリック教会から免罪符を購入すれば、過去の罪は免除されるというものです。

こんな不条理な制度に異を唱える者が現れました。宗教改革で有名なルターです。ルターは言いました。「そもそも神と人間が一対一で向き合うのが本来の宗教のあるべき姿だ。善行を積めば救われると言うが、善行なんてものは見方を変えれば悪行にもなる。最も大事なことは善行ではなく、信仰である」

こうしてルターの先導によりプロテスタントという一派が立ち上がります。プロテスタントとは「抗議する者」という意味です。

ちなみにカトリックの流れを汲む英国国教会を改革しようとしたプロテスタントのグループをピューリタンと呼び、日本語では清教徒と訳されています。彼らは一六二〇年にメイフラワー号に乗り、新天地アメリカを目指しました。この一団をピルグリム・ファーザーズと呼びます。

このように、長く抑圧されてきた時代を中世の暗黒時代と呼び、それらを打破して人間の自由と解放を求め、人間の個性を重要視しようとしたのがルネッサンスなのです。このルネッサンスは後の啓蒙思想に繋がっていきますが、本書では深追いをしないでここで留めておきます。

少し長くなりましたが、日本に鉄砲が伝来した当時のヨーロッパはこのような状況でした。

イアトロ物理学とイアトロ化学

個人の自由が認められるようになりますと、多くの優秀な者達は自由な発想で医学と向き合うようになります。疑問に感じたことを自らの手で解明できるのです。こうした背景によって解剖学が大きく発展していきます。「人体は不思議な物体」という感情は洋の東西、時の今昔を問わないようです。

内臓、筋肉、骨格といった大きな器官だけでなく動脈、静脈、リンパ管等の細かな器官までもが次々と発見されました。そして顕微鏡の発明がこの解剖学の追い風となったのでした。

さて時代は十七世紀に入ります。戦争を背景に発展してきた解剖学ですが、おおよその人体構造がわかってくると、次は各器官がどのような働きをするのかに興味が湧いてきます。医師の関心は解剖学から生理学に向けられたのです。

ここで十七世紀に芽生えた新しい科学が医学に大きく影響を与えます。イアトロ物理学とイアトロ化学です。この二つの科学を医学にも当てはめようというのです。

イアトロ物理学とは生物学的現象を理解する学問で、人体を機械とみなし、人体で起こるあらゆる事象は機械的に機能していると考えます。たとえば胃には食物を個体から液体に変える何かがあると主張しました。後の研究でこの何かが胃酸であることが判明します。

この発想は現代の西洋医学の根本を成すと言っても過言ではありません。つまり人体を極限まで分解すると、最終的には元素の集合体という結論になるからです。この点をわかりやすく言うと、人の体を作ろうと思えば、水素を何個、炭素を何個、窒素を何個というように、決まった数の元素を揃えて組み合わせて行けば作ることができるということになります。

そしてフランス人のルネ・デカルトが唱えた心身二元論によって理論的な完成を見ることとなります。心身二元論とは、肉体と精神は別物だという発想です。この心身二元論に立って医学に携わってきたからこそ、現代の西洋医学が発展してきたとも言えます。

一方、イアトロ化学とは人体を構成する肉体以外の何かを証明することです。当時は宗教的発想が支配的でしたので、人間の体は肉体だけでなく、肉体以外の何かも人体の構成に関わっていると考えられていました。その何かの方が肉体より優位だと思われていたのです。これを観念論と言います。

しかしそういった宗教が支配する社会への反発から、人体を構成するのは硫黄、水銀、塩という三つの物質だと考えるようになったのです。これを観念論に対して唯物論《ゆいぶつろん》と言います。

麻酔の発見

解剖学の発展と言いますが、解剖学は全て死体が対象でした。生きている人間にメスを入れるには大きな問題があります。ここで大変重要な分野の研究が必要になってきました。それが麻酔です。

後で華岡青洲の話をしますが、彼は手術に用いた麻酔薬〝通仙散〟を秘伝扱いにしたためほとんど広まりませんでした。まさか麻酔薬無しで手術を行うことはできません。

一七九八年のある日、イギリス人のハンフリー・デービーという人が急な歯痛に襲われました。その時、たまたま亜酸化窒素のガスを吸い込むと歯痛が消えたのです。この全くの偶然によって亜酸化窒素を吸うと陶酔作用と麻酔作用のあることがわかったのです。

亜酸化窒素はその後笑気ガスとも呼ばれました。理由はこのガスを吸うとまるで笑っているかのような表情をするからです。

笑気ガス以外では「エーテル」があります。しかしエーテルは気化して発火しやすいという欠点がありました。この欠点を補うべく、「クロロホルム」が発見されました。しかしこのクロロホルムも心疾患を招きやすいという欠点がありました。

麻酔法は約一〇〇年後に医学界で堂々たる確立を見せます。この麻酔法の確立が外科医を内科医と同等の地位まで引き上げました。

細菌学とホメオパシー

十九世紀に入るとある学問が目覚ましい発展を遂げます。細菌学です。目に見えない微小生物が病気の原因となるという点に着目して発展しました。

ドイツ人のロベルト・コッホ（炭疽菌、結核菌、コレラ菌の発見者）、フランス人のルイ・パスツール（ワクチン創始者）等が有名です。

この時代の医学において特筆すべきことがあります。ホメオパシーの出現です。ドイツ人のザムエル・ハーネマンが提唱しました。ホメオパシーとは、「類似したものは類似したものを治す」という考え方です。

マラリアの治療薬として利用されていたキニーネ（キナノキの樹皮に含まれるアルカロイド）を服用するとマラリアとよく似た症状が現れました。マラリアの症状が現れた時にキニーネを服用するとマラリアが治ることと、マラリアになっていない時にキニーネを服用するとマラリアとよく似た症状が現れるという二つの現象から、彼は健康な人間にある症状を起こす物質は、その症状を呈する病人を治すことができると考え、「類似したものは類似したものを治す」と提唱したのです。

これまで治療の原則と言えば、熱症に対しては冷やすという「反対はその反対で治療する」でしたから、まさに真逆の発想と言えます。さらに彼はその治療薬は薄めることによって最大限の薬効を発揮するものだと主張しました。このホメオパシーのおかげなのか、彼の晩年は健康そのもので、八十歳の時に三十歳の女性を後妻にしたというエピソードが残されています。

遺伝学の誕生と放射線治療

十九世紀にある分野の研究が産声を上げます。その研究の祖とはオーストリア人のグレゴール・メンデル。植物学の研究をしていた人物で、皆様もご存じの通り、遺伝の法則を発見しました。彼はエンドウ豆の交配によって「優性」「分離」「独立」の法則、つまりメンデルの法則を一八六五年の「植物雑種に関する実験」という論文で発表しました。この分野の研究は現在まで脈々と受け継がれています。

特に衝撃的だったのが、二〇一三年にアメリカのある女優が遺伝子検査によって乳癌の発症率が高いと言われたことから、まだ乳癌が発症していない段階で乳房を切除したことではないでしょうか。予測医療とも呼ばれたこの分野は、今後我々の生活スタイルや生き方まで変えるかもしれません。

その後、一八九五年にドイツ人のウィルヘルム・レントゲンがエックス線を発見します。この発見が現在にも続いている放射線研究の幕開けとなりました。

現在、エックス線、電子線、ガンマ線、陽子線、重粒子線等が医療で使用される放射線の代表例です。エックス線は骨の状態を診るだけでなく、バリウム検査、ＩＶＲ、ＣＴでも利用されます。ＩＶR検査とはあまり耳にしない用語ですが、細いカテーテルを血管内に通して毛細血管を撮影したり、血管内に薬物を注入する機器のことです。

電子線検査で有名なものとしてＰＥＴがあります。ＰＥＴとは、癌細胞はブドウ糖を大量に使用するので、ブドウ糖が体内のどの部位に多いのかを見て癌の早期発見に貢献してくれる検査機器のことです。

また放射線を癌細胞に当てると癌細胞は増殖能力が低下します。しかし単なる放射線を当てるだけでは、癌細胞周辺の正常細胞に悪影響を与えてしまいます。そこで陽子線や重粒子線の登場です。陽子線及び重粒子線は目的とする深さで止まってくれるのです。これが医療現場で陽子線が利用される大きな理由です。両者の違いは、水素イオンを利用するのが陽子線で、炭素イオンを利用するのが重粒子線です。

未来の医療はどうなるか

二十世紀には臓器移植が医学の仲間入りをします。「臓器移植の父」と呼ばれたアメリカ人のトーマス・ツタールが世界で最初に肝臓の臓器移植を行ないました。一九六三年のことです。その後は一九八八年に生体部分肝移植が行われました。

そして今や二十一世紀です。これからどのような医学が発達するのでしょうか。いや正確に表現するならば、どの分野が医学を支配するのでしょうか、と言うべきかもしれません。

その支配レースに参加している候補を列記していきますと、脳の研究、遠隔医療、ヴァーチャルリアリティ、ヒトゲノム、ロボット医療などなどです。

もうこれからの時代は医学と化学を切り離すことが望ましいという意見もあれば、人間による医業は不必要だと言う人もいます。化学は感情を持たない「モノ」を対象とする学問だから、感情を持つ「ヒト」に応用するのはいかがなものかという意見です。

また人間医師不要論に耳を傾けると、診断はロボット医師が行なうというのです。インプットされている情報量は、人間医師よりロボット医師の方が桁外れに多いですし、人間医師による診断は誤診の可能性がありますが、ロボット医師は膨大なデータから分析して割り出すので、絶対と言っていいほど誤診はありません。また手術にしても、ロボット医師の方が精密な動きができるので、やはり人間医師より成功率が高いと思われます。それにロボット医師は休みを必要としないため、病院で待つ時間が短縮できるというメリットも考えられます。現に昨今、主だった病院では前立腺癌に対して〝ダヴィンチ〟というロボットが使われています。

将来、医学と化学の違い、人間による医療とロボットによる医療の融合といった議論が行われ、磨きのかかった医学に昇華した時に西洋医学の真価が問われるのではないでしょうか。

西洋医学の真髄は緊急医療です。緊急を要する病人がいれば急いで駆けつけ、命を救えるのは西洋医学をおいて他にはありません。国民の生命を守る最後のセーフティーネット、それが西洋医学なのです。

第二部「中医学史」

狩猟民族と農耕民族

中国大陸において病を治す行為の出発は西洋と同じく祭祀から始まりました。しかし西洋とは違った祭祀を出発点としていますので記しておきたいと思います。

西洋での祭祀の特徴は神か悪魔が主役であることです。神と悪魔の戦いにおいて神が勝てば健康で、悪魔が勝てば病気という考えです。この発想は医学だけに留まりません。農作物が豊作ならば神の勝利、不作ならば悪魔の勝利というわけです。

中国大陸では人々は主に農耕によって暮らしていましたから、自然と対話することから出発しました。つまり山の神、川の神、風の神、雨の神というように、大自然全てに神が存在していると考えたのです。この発想は一神教と多神教の違いになって現れます。

私見ではありますが、西アジアからヨーロッパの民族は主に肉食を常とする騎馬民族つまり狩猟民族が多く血気盛んです。血気盛んな者は戦いを好む傾向にあると推測でき、全ての発想の中心を神と悪魔の戦いに置くのだと思っています。

一方、東アジアと言われる中国人や我々日本人は米を常食とする農耕民族です。肉に比べて血気は盛んではありません。したがって東洋人は「悪魔なんかに負けるな。我々は神の使いだ！」といった戦闘的な発想より、「明日は雨か。それとも晴れか。天気の具合はどうだ？」というように、戦闘より自然の変化の方が気になる穏やかな発想をしたのではないでしょうか。

威厳のない巫医によって医学が始まる

古代中国大陸の人々は、祈祷によって人の病を治そうとしました。自然の脅威から身を守るため、大自然に潜んでいる神霊に対して祈ることから学んだ祈祷を医学にも応用したのです。そうして民衆の先頭に立ち、彼らを束ねたのが巫医《ふい》なのです。

実際は人間の持つ自然治癒力によるものでしょうが、古代人は人智を超えた不思議な力があると信じており、巫医の祈祷によってその力が病の治癒に生かされたと解釈していたようです。こういった行為を維持するために巫医は民衆にはない威厳を備えなくてはなりません。

巫医は単に祈祷するだけではありませんでした。殷の時代には牛の肩甲骨や亀の甲羅をあぶって、その亀裂の入り具合によって吉凶を占っていました。この時使用した文字を甲骨文字と言います。この甲骨文字が後の漢字の原点となります。

しかし祈祷では病を治せない巫医も存在していたことでしょう。そういった者達はどうしていたのでしょうか。実は祈祷の後に病人の体を擦ったり、あるいは効果のありそうな草等を煎じて与えて、己の威厳のなさを補っていたと考えられています。

ところが、これが本当の意味での医学の始まりになるのです。何故かというと、祈祷で治せない巫医が行なう擦ったり、草を煎じた飲み物を与えたりすることの方が治療効果が高いからなのです。

漢字を見ても、祈祷のみに治癒を委ねていた時代の医学は「毉」で表現し、手当てを付加価値とし始めた時代の医学は「醫」と表現します。「醫」は「巫」から成り立っていますが、「醫」は「酉」から成り立っています。「酉」とは「薬草」を意味しています。

民間伝承から医学へ

祈祷から脱皮した中国大陸の医学（以後中医学）が、まずは毎日口にする食物の研究を試みるのも当然な話です。どういう食物が人体にどのように作用するのかが研究されました。

殷の時代、伊尹《いいん》という大臣の位まで昇りつめた料理人がいました。彼が湯液(生薬を煎じて作ったスープ）を最初に作ったと言われています。料理人をしていたおかげで、スープを作る場合どの生薬をどれくらいの熱で煎じたら良いか等を把握していたと言われています。

東周末期（戦国時代）になると、現在の山東省出身の鄒衍《すうえん》が相剋関係として提唱した五行論と食物の性質を関連付けたことが、民間伝承にすぎなかった健康法を医学に高めました。つまり何の食物がどの器官に効果的なのかが明らかにされたのです。この関係を端的に表現したのが「医食同源」です。

時代を遡ります。内服薬と並行して着目したいのが「石の利用」です。打製石器を使用していた時代が旧石器時代で、紀元前六十万年前から紀元前一万年前（諸説あり）くらいを指します。この時代は石を火で焼き、適当な温度になったその石を患部に当てていたと想像できます。

また磨製石器を使用していた時代が新石器時代で、紀元前一万年前から紀元前二〇〇〇年前(諸説あり）くらいを指すとのことです。この時代は石を削って皮膚にできた膿疱を切開したり、あるいは慢性病に対して瀉血（故意に出血させること）の道具として使用していたと思われます。また石を加工し、押圧するための道具として発達させたことも容易に想像できます。

脈の研究

一九七三年、湖南省にある馬王堆漢墓《まおうたいかんぼ》から大量の医学書が出土しました。帛書《はくしょ》といい、当時大変貴重だった絹に書かれた書物でした。その中に『足臂十一脈灸経《そくひじゅういちみゃくきゅうけい》』、『陰陽十一脈灸経《いんようじゅういちみゃくきゅうけい》』、『導引図《どういんず》』、『五十二病方《ごじゅうにびょうほう》』、『却穀食気《きゃっこくしょっき》』、『脈法《みゃくほう》』、『陰陽脈死候《いんようみゃくしこう》』、『胎産書《たいざんしょ》』、『養生方《ようじょうほう》』、『雑療法《ざつりょうほう》』といった医学書が含まれていました。これらは中医学を語る際避けては通れない発見です。

『足臂十一脈灸経』と『陰陽十一脈灸経』は絹に篆書《てんしょ》で書かれていて、最古の経脈書と言われています。篆書で書かれていることから、おそらく秦の時代かその前の春秋戦国時代に書かれたものだと思われます。ということは、紀元前三世紀から紀元前八世紀頃にはもうすでに〝経絡〟という概念があったことになります。そして十一の経絡にそれぞれ内臓の名前がついていますので、やはりこの時にはすでに内臓の生理が理解されていたと考えられます。

『導引図』ですが、ゆっくりした動きの体操をイメージしてみてください。中国で早朝行われる太極拳をイメージすると分かりやすいと思います。その図は四十四人の人々が様々な動きをしている図なのですが、この動きは何の病に効果的かが明記されています。日本のラジオ体操のように、単に体を動かしましょうではなく、ある病にはこの動きをしたらよいという目的意識を持って体操していたということになるのです。

『五十二病方』で注目すべき点は、外科疾患に関しての記述が多いということです。また消毒の際には酒が利用されていたようです。その他、薬剤の貼付、薬草風呂、温罨法《おんあんぽう》（体を温めること）、灸、マッサージ、吸い玉等についても記載されています。

『脈法』と『陰陽脈死候』のタイトルから見てわかるように、診断方法として脈診を行なっていたことがわかります。また『脈法』の中に「余分なものを除去し、不足しているものは増やす」ということが書かれています。これは病人に対して治療する場合の基本的理念がすでに完成していたことを意味しています。

このように馬王堆漢墓から出土した数種類の書物から想像できることは、紀元前八世紀から紀元前三世紀頃の人は、病として現れている症状を対象にするのではなく、病になっている人間を対象にするのだと認識していたことです。

これらの書物が書かれた時代の西洋と言えば、ちょうどあのヒポクラテスが活躍していた頃と重なります。ヒポクラテスも病を治すのは自然治癒力だと言っていますので、東洋も西洋もこの頃の発想はよく似ていると言えるでしょう。

『黄帝内経』

中医学を学ぶ者が一度は研究する書物があります。『黄帝内経《こうていだいけい》』です。『素問《そもん》』と『霊枢《れいすう》』から成ります。中医学最古の本格的医学書で、内容は大宇宙の法則や病の治し方が鍼灸を中心に書かれています。

この書物の完成時代は明確にされていません。おそらく漢の時代であろうと推測されています。西暦で言うと、だいたい西暦一年の前二百年から後二百年になるかと思います。この書物の内容に関しては、ここでは詳細は避けますが、我々が現在行なっている鍼灸治療の原典だと理解しておいてください。

『黄帝内経』が最も強調している点とはいったい何なのか。これがわかると二〇〇〇年前の中医学の全体像が見えてきます。それは「人体とは気からできている一つの有機物で、大自然と調和している」ということです。中医学は西洋医学が追求した解剖学を追いかけず、大自然と調和する方法を徹底的に追求することにしたのです。その理由は、中国大陸の歴史を考察すると正解が見えてくるように思います。

ヨーロッパは解剖学が中国大陸は根本療法が発達

中国大陸では長い歴史において様々な王朝が誕生しました。禅譲で新しい王朝に変わったこともありましたが、基本的には放伐によって変わっています。これは孟子が唱えた易姓革命（徳を失って天から見放された王朝を倒すことは天の意に従っているという考え方）を原点にしているからだと思います。

また王朝が変わらなくても他民族との紛争も考慮すると、中国大陸では多くの戦争があったと想像できます。しかし古代において一旦王朝が成立するとその王朝は結構長く政権を維持するのがこの大陸の特徴とも言えます。殷は約七〇〇年間、周（西周と東周）は約八〇〇年間、漢（前漢と後漢）は約四〇〇年間です。

その頃、ヨーロッパはどうなっていたのでしょうか。紀元前と言えばアテネ、スパルタ、ローマを中心に絶えず戦争がありました。本書の「西洋医学史」の所でも書きましたが、戦争があると解剖学が発達します。なぜなら負傷兵をいち早く戦場復帰させるためには、どうしても現在の外科医が行なう職業が必要だったからです。もちろん中医学にも解剖を行なったことを証明する文献はありますが、ヨーロッパに比べて人体を観察できる平和な時間はたっぷりあったので解剖を急ぐ必要はなかったと推測できます。

ヨーロッパでは解剖学を中心とした西洋医学が発達したのに比べて、中国大陸では対処療法ではなく、根本療法が発達したと筆者は見ています。

中医学の発展

さて、中医学史を研究していると、西洋医学史と異なる点がいくつかあることに気付くと思います。そのうちの一つは、中医学史が西洋医学史のように「誰々が何々の手術に成功した」とか「誰々が何々の細菌を発見した」ではなく、「誰々が何々という本を出版した」のパターンが非常に多いという点です。

中国大陸では中医学の背骨となる陰陽五行論が確立されていて、陰陽五行論を揺るがす新説を唱える者が現れたり、あるいは劇的に効果のある経穴が発見されても脚光を浴びることがないのです。

後漢の時代に入ると、後世まで名を残す名著が出版されました。『傷寒雑病論《しょうかんざつびょうろん》』です。河南省出身の張仲景《ちょうちゅうけい》という人が書いたこの本は、現在でも中医薬（漢方薬）のバイブルとして不動の地位を築いています。

さらに、ここで一人のある偉大な人物を紹介しなくてはいけません。今から約一八〇〇年前に全身麻酔手術を行なったと伝えられている人物で、河南省出身の華佗《かだ》です。しかし残念なことにこれを確証できる文献は残されていません。

『後漢書《ごかんしょ》』によると、「もし体内に腫瘍ができて、鍼もしくは中医薬で効果がなかったならば、酒と麻沸散《まふつさん》を飲ませて泥酔させてから、お腹あるいは背中にメスを入れて体内の腫瘍を摘出せよ。胃腸に腫瘍があれば、摘出した後、患部を清潔にして再発しないようにせよ。手術が終わればメスを入れた所を縫い合わせて、化膿止めの薬を塗れ。そうすれば四日から五日で傷口は癒えて、一か月も経てば元の健康体に戻るであろう」と書かれています。「麻」という漢字が使われていますので、大麻が関連しているのかもしれません。

晋の時代になって脈診の技術が著しく進歩しました。その火付け役になったのが山東省出身の王叔和《おうしゅくか》が書いた『脈経』です。今までの脈診法を整理し、手首の動脈拍動部で診断する診断法を確立させました。

また江蘇省出身の葛洪《かっこう》という人も中医学史に大きな足跡を残しました。道教信者の彼は煉丹術《れんたんじゅつ》の中の外丹《がいたん》の発展に尽力しました。

煉丹術とは、道教が目的とする不老不死を実現するための薬を作る術のことで、外丹と内丹に分かれます。外丹とは硫化水銀を加工して服用することで、内丹とは体内の気を養うことです。この内丹が後に気功へと発展していきます。

中医学史においては外科も研究されていました。最古の外科書は晋の時代に江蘇省出身の劉涓子《りゅうけんし》が書いた『劉涓子鬼遺方《りゅうけんしきいほう》』です。この時代に外科が発達したのも、やはり戦争が絡んでいるように思えます。なぜなら劉涓子が書いたとされる時期は晋（東晋）の末期で、中国大陸は五つの少数民族が北部を中心に十六の国を建国した戦乱の時代だったからです。

中医学の伝播

南北朝の時代に入ると、二つの大きな出来事が中医学史を彩ります。

一つ目は五一四年に中医学が中国大陸から朝鮮半島（当時の王朝名は新羅）に伝わったことです。

二つ目は五六二年に知聡《ちそう》という僧が日本に中医学を伝えたことです。

五八一年に興った隋と、六一八年に興った唐の時代になると三つの大きな出来事がありました。

一つ目は巣元方《そうげんぽう》（出身地不明）が書いた『諸病源候論《しょびょうげんこうろん》』と陝西省《せんせいしょう》出身の王燾《おうとう》が書いた『外台秘要《げだいひよう》』です。

両書が画期的だったのは、それまで、病は気候変化が原因で気候の変化に人間が合わせなかったからだという理論でした。しかしこの書は一部の病を季節とは無関係の伝染病扱いにして、単なる気候変化による病とは一線を画すことを主張したのです。

二つ目は何と言っても六二四年、長安（現在の陝西省西安）に建てられた太医署《たいいしょ》です。これは現在の国立医科大学に相当します。それまで医学教育と言えば師匠から弟子に伝えることで成立していたのですが、太医署が設立されてからは、統一した学問を効率よく次世代に伝えることが可能になりました。医科、鍼科、按摩科、呪禁科が設置されました。

余談ですが、天竺（現在のインド周辺）にお経を取りに行った玄奘三蔵《げんじょうさんぞう》の物語『西遊記』はこの頃（唐の時代）の話です。

三つ目は江蘇省出身の鑑真《がんじん》が来日したことです。六度目の渡航でようやく来日が成功しました。七五四年でした。当時都があった平城京（現在の奈良県）を訪れ、同地で没しています。彼は辛苦の航海によって失明するという災難に遭いましたが、日本に薬草の知識を広めたと言われています。

宋・地盤整理の時代

宋の時代は、これまで行なっていた医学界の地盤整理の時代と言えるでしょう。その象徴が次の三つです。

一つ目は「三舎法《さんしゃほう》」が医学教育にも適用されたことです。三舎法とは外舎、内舎、上舎の三つからなり、試験によって優秀な者は昇格できる学制のことです。通常は科挙によって昇格するのですが、科挙ですと短期間の成績のみで人物を判断しなければなりません。これではその人物の人格まではわからないので、三段階方式でじっくりその人物を見ようというわけです。全てクリアすると科挙合格者と同じ権利が与えられるのです。

二つ目は校正医書局《こうせいいしょきょく》の設置です。一〇〇〇年もの間、中国大陸に伝わってきた医学書を整理、考証、編集することがこの機関の主な仕事になります。

三つ目は法医学の発達です。絞殺、溺死、服毒死、焼死、圧死、縊死《いし》、刺殺等の検死方法が書物にまとめられました。

元・停滞の時代

元の時代は中国大陸の激動の時代と言えます。それまで漢民族による王朝が易姓革命により代わってきましたが、北方の騎馬民族が侵入してきて宋王朝を倒して中国大陸を統一したのです。その征服した領土は人類史上、イギリス（大英帝国）についで二番目に広いと言われています。

この時代、中医学界に特筆すべき出来事はありません。日本との医学交流についても特にありません。日本は鎌倉時代を迎えていました。元とは文永の役と弘安の役で戦争をしていた仲なので、医学交流がないのも当然かもしれません。

明・研究進展の時代

約一〇〇年続いた元王朝も明王朝に代わります。この時代に入りますと、再び中医学の研究が盛んになりました。その代表例は次の四つです。

一つ目は『本草綱目《ほんぞうこうもく》』の出版です。『本草綱目』は湖北省出身の李時珍《りじちん》によって著されました。膨大な数の薬草が収録されていて、各薬草の効能や服用方法等が詳細に書かれています。あの進化論で有名なダーウィンも『種の起源』の中で『本草綱目』の文章を引用しているほどです。

二つ目は「戻気《れいき》」学説の誕生です。戻気とは疫病を引き起こす原因のことです。伝染病を観察し、その特徴がまとめられました。もし人が戻気を受けたならば、戻気の量と人間の抵抗力の力関係によって予後が決定されると定義されています。

もし戻気を受けて発症したならば、急いで攻下法（排便によって排泄すること）を用いることを勧めています。

三つ目は江蘇省出身の陳実功《ちんじつこう》が書いた『外科正宗《げかせいそう》』の出版です。外科が必要な診断、治療について書かれた外科学の集大成とも言える書物です。ここには上下肢の切断術、乳癌の治療法、皮膚病の治療法、痔の治療法等が記載されています。

四つ目は人痘接種術《じんとうせっしゅじゅつ》の発明です。人痘接種術とは天然痘に罹患した患者のかさぶたや発疹を、まだ罹患していない者に接種することで免疫を獲得する方法のことです。現在のワクチン療法に該当すると思います。当時の書物によると、天然痘患者のかさぶたを粉末状にして、その粉末を管で鼻腔内に吹き入れる方法が採られていたようです。

清・西洋医学流入の時代

時代は清に入ります。この時代までは地球寒冷化と言われていましたが、地球は温暖化に変化していきます。寒冷化だったからこそ『傷寒雑病論』のような書物が誕生したわけですが、温暖化になってきますと逆に温病についての書物が出版されるものです。代表作が江蘇省出身の呉瑭《ごとう》が著した『温病条弁《おんびょうじょうべん》』です。

温病とは急性を含む熱病のことで、温病に罹患すると頭痛と発熱に加えて舌苔《ぜったい》が厚くなると書いています。

さて、清の時代はそれまでのように純粋に中医学を形成する鍼灸や中医薬を研究さえしていればよい時代ではなくなりました。西洋人がキリスト教と西洋医学を携えて清に侵入してきたからです。アヘン戦争等はその典型例です。

アヘン戦争以後は外国との不平等条約締結によって清は半植民地化され、西洋文化が中国大陸を支配するようになります。各地に西洋型の病院が建設され、医学も中医学を脇に追いやり、中心は西洋医学になります。

西洋医学が中国大陸を席捲したことによって、中医学派の動きは二分します。

一つは西洋医学と中医学の融合を目指す者達の集団ができたことです。両医学の長所を取り入れて第三の医学の創生を考えた人達を意味します。

もう一つは中医学の優位性を主張し、西洋医学の排斥を訴えた集団ができたことです。長い歴史から成る医学的信用と、何千年に渡って自国の医療に貢献してきたプライドを武器に、西洋医学を批判した人達を意味します。

この二つの潮流を横目に新しく医学の道に進んできた若き医師達は、スピード感と実感性のある西洋医学の虜になっていきます。伝統ある中医学の卓越した治病理論を軽視するようになったのです。これが後に蒋介石が率いる国民党による中医学撲滅運動につながっていきます。

中医学と西洋医学の融合を目指す派は、理論面と技術面において進歩を遂げました。理論面においては、中医学を西洋医学の知識を用いて説明しようとしたのです。つまり西洋医学が得意とする解剖生理学の知識によって、中医学のあらゆる書物の内容を検証しようとしたのです。

また技術面においては古典的な刺鍼方法から脱皮し、西洋医学の持つ科学的な実証方法を採用したのです。古典的な刺鍼方法は観念的な一面を持ち合わせている危険性があります。これを排除して数値や結果のみを重視するようにしたのです。この流れは現在も引き継がれています。その白眉が鍼麻酔です。

鍼麻酔

ここで鍼麻酔について簡単に述べていきます。

一九五八年、毛沢東主席は「中医学は我が国の素晴らしい宝物であり、その発展と向上に努力すべきである」と宣言しました。これに医療従事者は積極的に応え、中医学を学ぶ者が西洋医学を学び、逆に西洋医学を学ぶ者が中医学を学びました。現在、中国では日本のように鍼灸師と呼ばれる職業はありません。医師は中医師と呼ばれ、患者の状態によって手術もすれば鍼灸も行います。

毛主席の呼びかけによって中医師達は、刺鍼によって痛みが軽減することに意識を集中させました。薬物による麻酔を減らし、刺鍼による麻酔効果を模索し始めたのです。

何度となく開催された学術会議において、ある一定の経穴に刺鍼すると麻酔効果が認められるという臨床結果が報告され始めました。

農村から産声を上げたと言われている鍼麻酔ですが、徐々に利用地域は拡大していき、北京や上海といった大都市でその有効性が認められるのには多くの時間はかかりませんでした。

やがて秘められたベールを脱ぐ時がやってきたのです。一九七一年、中国を訪れていたニューヨークタイムズの記者が鍼の効果を全世界に発信しました。そしてその翌年の一九七二年、アメリカのニクソン大統領は訪中した折に、随行した医師とともに鍼麻酔の現場を見てとても感嘆したと言われています。

これには後日談があり、ニクソン大統領に随行した医師は帰国すると、国立衛生研究所に対して鍼麻酔の研究をアメリカも行うべきだと進言しています。

刺鍼する前と刺鍼した後ではあるホルモンの分泌量に違いが現れます。数人で検証が行われましたが、全例で同じ結果が出ました。そのホルモンを脳内麻薬物質といいます。このホルモンの鎮痛作用は確認済みでしたので、鍼麻酔に脳内麻薬物質が関与していると推測できます。

これまで脳内麻薬物質の研究でわかっていることは、モルヒネの五倍の活性力を有するのがベータ・エンドルフィン、ベータ・エンドルフィンの五倍の活性力を有するのがガンマ・ネオエンドルフィン、ガンマ・ネオエンドルフィンの八倍の活性力を有するのがダイノルフィンという物質です。実にダイノルフィンはモルヒネの二〇〇倍の活性力を有することになります。

実際、このダイノルフィンは我々の脳内に眠っています。この物質をうまく利用することができれば、モルヒネの二〇〇倍の活性力が我々の体で作用してくれるのです。想像を超える衝撃的なデータです。有効利用できる日が来ることを願っています。

鍼麻酔の長所と短所

ここで鍼麻酔の実像に迫るために、鍼麻酔の四つの長所と四つの短所について述べたいと思います。まずは長所から述べていきましょう。

一つ目は安全性です。薬物による麻酔ですと、投与量によっては不測の事態を招きかねません。しかし鍼麻酔による臓器不全やその他の大事故の報告はされていません。

二つ目は生理機能の乱れが少ないことです。鍼麻酔によって血圧、脈拍、呼吸数等が大きく乱れることはなく、患者が老人だったり消耗性疾患を患っていたとしても比較的安心です。

三つ目は意識を保つことができることです。患者は鍼麻酔によって昏睡することがありませんから、患者と意思疎通を図りながら作業を進めていくことができるのです。

四つ目は簡便だということです。鍼麻酔を行なう際に特殊な機械設備は必要ありません。これは経済的にもかなり有利だと言えます。

次に短所です。

一つ目は鎮痛が不十分な時があることです。鍼麻酔を行なうと完全に鎮痛効果を得られるかと言えば断言できない時があります。原因は術者の技術が未熟な場合が考えられます。

二つ目は内臓機能抑制が不十分な時があることです。鍼麻酔を行なったとしても内臓までその効果の影響が及ばないことがあります。

三つ目は筋弛緩が不十分な時があることです。薬物麻酔の場合、患者の不意な体動を抑制するために筋弛緩薬を使用するのですが、鍼麻酔の場合、完全な筋弛緩を得られないことがあるのです。

四つ目は再現性が不十分な時があることです。あの患者にこういう方法で鍼麻酔を行なったから、別の患者にも同じ条件で行なえば同じような麻酔効果を得られるかと言えば、そうではないのです。

伝統を重んじてきた中医学ですが、西洋医学と出会ったことにより鍼麻酔という思わぬ方便が生まれました。利用の仕方によっては、未来の医学を変えるかもしれません。

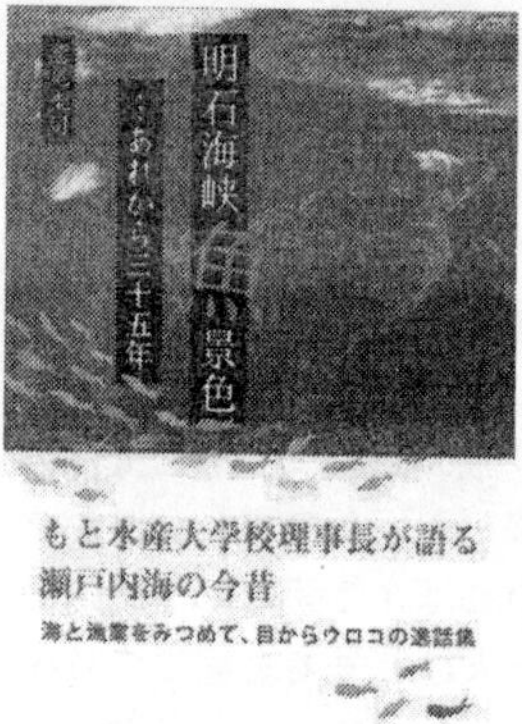
明石海峡魚景色
あれから三十五年
もと水産大学校理事長が語る
瀬戸内海の今昔
海と漁業をみつめて、目からウロコの逸話集

明石海峡魚景色　…あれから三十五年

鷲尾圭司

「イカ墨料理はあるのに、タコ墨は食べないのか？」…

イカ墨を手に入れるには、イカを解体する際、墨袋を破らないように取りのぞけばよい。ところがタコの場合には、墨袋は肝臓と癒合しており、単体では取り外せない。そのため「くろべ」と呼ばれる赤黒い肝臓と癒合した墨袋を含む玉状の塊を取り除かなくてはならない。さもないと調理中に墨で真っ黒になってしまう。…

イカの墨はねばりが強く、海中に吐き出した時、ひとかたまりのまとまった形になる。水中にただよって暮らすイカは、敵に見つかると、墨をおとりとして吐き出して敵の目を欺き、本体はすばやくジェット推進で遁走する。…

一方のタコは、海底付近にいるエサを押さえつけて捕らえるので、引っかける角質歯はなく、二枚貝を引き開ける時には吸盤力を発揮させる。カニも好物だが、はさみを振りかざして暴れるとやっかいなので、墨にある種のアミン毒を含ませてカニを弱らせて捕らえる。このため、カニや魚など動くエサを食べているタコの墨には毒が含まれている可能性が否定できない。要注意だ。（本文より）

もと水産大学校理事長の鷲尾圭司氏が長年にわたって書き綴ってきた、瀬戸内海漁業にまつわる「目からウロコ‼」の逸話集。

身近な魚介類の意外な生態系から、魚料理の豆知識、販売・ブランド戦略、人間社会と海の関わり、さては近年の不漁の原因と対策にいたるまで、楽しくて深い海の話を満載した一冊。

（税込1980円、304頁、二段組）

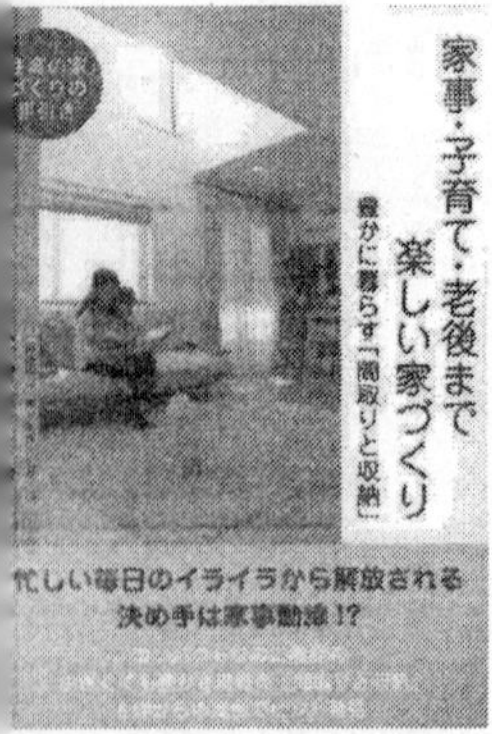

家事・子育て・老後まで楽しい家づくり 豊かに暮らす「間取りと収納」

宇津崎せつ子

みなさんが家を建てる、リフォームをする目的は何でしょうか？

「何のために」「誰のために」そして「どうしたいから」家が必要なのでしょうか？

１０組の家族がいれば１０組それぞれ違いますし、ご家族一人ひとりでも家づくりへの思いや考えは違うかもしれません。

でも、それぞれの思いや考えが、家づくりの核になるということは共通。だからこそ、家づくりをはじめる前に、最初に考えることが大切なのです。

それなのにマイホームの完成がゴールになってしまっている方が多くいらっしゃるように思います。本来は、その先の“暮らし”がゴールなんです。設計士や工務店・ハウスメーカーどれであっても、家を建てるプロです。家づくりのプロはたくさんいます。その人たちに頼めばかっこいい家・おしゃれな家はできるでしょう。

でもあなた方ご家族に合った暮らしづくりのプロではないんです。ましてやあなた方の“豊かさ”や“幸せ”が何なのかを、解き明かして導いてくれるプロではありません。（本文より）

建設に携わる両親のもと、幼いころから住宅づくりの環境で育ち、現在一級建築士として働いている著者は、「住育の家」（住む人の幸せを育む家）というコンセプトを掲げる。間取りから家を考えるのではなく、自分や家族の「幸せの価値基準」から家をつくっていく。数々の実例とともに、収納のコツ、風水のポイントなども紹介。（税込1760円、224頁）

第三部　「日本の医学史」

中医学の流入

日本に中国大陸から医学が大量に持ち込まれたのは六世紀と言われています。その先陣は五六二年、呉の国の知聡《ちそう》が中医薬や鍼灸学の書籍、一六四巻を持ち込んだことです。そして日本が公式的に大陸の医学を吸収し始めたのが、六〇七年に滋賀県出身の小野妹子が遣隋使として隋に渡った時からになります。小野妹子に同行した恵日《えにち》と福因《ふくいん》がそのまま隋に残りました。これが我が国最初の留学生です。彼らは六二三年に無事帰国しました。

その後、中国は唐の時代になり、日本から四人の僧侶が唐に渡りました。目的は唐の高僧を日本に招くためです。その高僧というのが、日本でもお馴染みの鑑真です。苦心の末に七五四年に鑑真は来日しました。これを小説にしたのが井上靖氏の『天平の甍』です。これを記念して今でも北京にある中日友好医院の庭に鑑真の大きな石像が建てられています。

隋や唐から医学を吸収しようとした当時の日本は、まず唐の太医署《たいいしょ》を模した機関の創設に乗り出します。太医署とは現代の国立医科大学に相当するもので、日本では典薬寮《てんやくりょう》と名付けられました。太医署と同じく医師、鍼師、按摩師、呪術師が主体となった機関で、ここから本格的な医学教育がスタートしたのです。

仏教の影響を受ける医学

六世紀以降の医学界は大変忙しかったと想像できます。当時としては最新医学だった中国大陸からの医学を吸収しようとした反面、それまで勢力を有していた仏教徒による祈祷も無視できません。疫病等の病気が流行すると、平癒を願って寺院を建てたりしていた時代ですから。

しかし十世紀にある書物が朝廷に献上されました。中国大陸からの医学を体系的に著した書物で『医心方《いしんほう》』と言います。丹波（現在の京都府）出身の丹波康頼《たんばやすより》の書です。

鎌倉時代に入ると、日本の社会はそれまでの貴族社会から武家社会に変貌を遂げます。鎌倉時代までは、中国大陸から伝来した医学を受療できるのは貴族階級のみと限定されていましたが、鎌倉時代からは庶民にも広く伝わっていきました。この時に活躍したのが僧侶です。当時の僧侶は多方面で影響を及ぼしていて、医学もその例外ではありませんでした。

臨済宗を開いた栄西が『喫茶養生記』を記したのがその象徴です。これは栄西が宋に留学した時の経験をもとに書いた書物で、茶の持つ効能を述べたものです。茶こそが養生の神髄だと主張しました。

しかし当時の日本は、中国大陸の医学をそのまま模倣しただけに留まりませんでした。当時影響力の強かった仏教徒が医学にも干渉していきますが、中医学の本道から外れ、日本の独自色を打ち出し始めたのです。その路線は室町時代に加速していったと言われています。

専門医の発達

室町時代の医学の特徴の一つに、専門医の発達を挙げることができます。室町時代と言えば戦乱の時代と言われています。武士が台頭してきて、力こそが正義というわけです。そうなると必然的に戦の数が増えます。戦になると、傷つく者が続出します。従来のように中医薬や鍼灸で慢性病ばかりを扱ってはいられないのです。

傷ついた者への手当て、たとえば傷口への消毒、打撲部位への塗布薬等、現在の西洋医学に似た処方がそこに見られます。これは日本医学界に新風を起こす原動力になりました。なぜなら人体を一つの有機体とみなす中医学の常識を破り、人体を器官の集合体として見ても構わないのではないかという発想が生まれたからです。

安芸守定《あきもりさだ》は足利尊氏の嫡男・義詮《よしあきら》の嫡男・義満の妻の出産に立ち会ったことから、日本産科医の祖とされています。尾張の国の僧でもあった馬島清眼《まじませいがん》は、インドのスシュルタという医師が行なっていた墜下法《ついかほう》を用いて白内障の治療を行なっていたことから眼科医の祖と言われています。丹波康頼の末裔で典薬頭《てんやくとう》を勤めた丹波兼康《たんばかねやす》は口腔科を専門としていました。典薬頭とは、典薬寮における最高位を表わす役職のことです。

南蛮医学の流入

室町時代の末期へ進むと、日本医学界にとてつもない大きな事件が起こります。それは一五四三年に三人のポルトガル人が乗った船が種子島に漂着したことです。いわゆる鉄砲伝来というやつです。一般的には漂着と言われていますが、実際は中国人の海賊にけしかけられて日本に鉄砲を売りに来たようです。当時の種子島領主・種子島時尭《たねがしまときたか》が二挺の火縄銃を二〇〇〇両で購入しました。しかしこの偶然が日本の医学界を揺るがします。

何故なら、遣隋使や遣唐使の時代から約一〇〇〇年間は、常に中国大陸あるいは朝鮮半島からしか新しい医学が入ってきませんでした。言い方を変えると、中国大陸の医学しか知ることができなかったのです。

ところがこのポルトガル船の漂着によって日本の医学界は、今まで知らなかったヨーロッパ医学の情報を直接知ることができるきっかけができたのです。

時代は戦国時代に突入しています。種子島に鉄砲が伝来しましたが、この頃には鉄砲だけではなく、カトリックの流れを汲む天主教と南蛮医学も伝来したのです。この天主教の布教に汗を流したのがあの有名なフランシスコ・ザビエルです。

ポルトガル人のルイス・アルメイダは一五五七年、豊後の府内（現在の大分県）で領主の大友義鎮《おおともよししげ》の庇護を受けて、日本では初となる西洋式の病院を建てました。彼は外科手術を中心に行ない、内科は漢方薬を中心に行なったと言われています。実はこの点に本書で最も伝えたいことの本質があるのです。

アルメイダはポルトガル医学（南蛮医学）という西洋医学を引っ提げて日本に来ました。外科中心の治療を行なったと言われていますが、実際は呪術を多用したという文献もあるようです。なぜなら、病を治すのは人知の及ばない神の力だというのがその理由です。しかし問題はそこではなく、外科は南蛮医学、内科は漢方を利用したという点です。つまり「A or B」ではなく、「A & B」のスタイルをとっていることです。

もし「A or B」ならば、外科も内科も南蛮医学の知識で対応したはずです。たとえ南蛮医学が内科の分野に弱くても南蛮医学流の薬を投与したに違いありません。

しかし、アルメイダは内科疾患を対象とする漢方医学を内科で採用しました。これが「A & B」スタイルです。これからの医療もこのスタイルになることを切望します。

紅毛流医学の流入

話を元に戻します。せっかく設立した病院でしたが戦火で焼失してしまったこと、豊臣秀吉がキリスト教を禁止したことが原因で、次第に南蛮医学は衰退していきました。秀吉がキリスト教を禁止した理由については揣摩《しま》臆測が飛び交っています。キリスト教を信仰する大名（キリシタン大名）が秀吉より神に忠誠を誓うことを恐れた、キリシタン大名あるいはキリスト教信者同士が連携して秀吉に反旗を翻すことを恐れた、等が有力視されています。実際に、徳川家康に政権が移った後、一六三七年に島原の乱という大一揆が起こりました。これを契機に徳川幕府は鎖国政策を実施します。

鎖国すると同時にポルトガルとの関係も断ち切る決断を下し、ポルトガルの代わりにオランダと交流するようになります。（当時のオランダは一五六八年から始まった独立戦争中です。この

戦争はスペインに対する反乱で一六四八年まで続きました。別名・八十年戦争と呼ばれています）

鎖国と言っても完全な鎖国体制ではなく、肥後（現在の熊本県）出身の栗崎道喜《くりさきどうき》という人がルソン（今のフィリピン）に渡り、外科手術を学んで帰国します。またポルトガル人宣教師のクリストヴァン・フェレイラは日本に帰化して沢野忠庵《さわのちゅうあん》と名乗り、日本で西洋医学を伝えています。

ポルトガルとの交流を止め、オランダとの交流に切り替えてからは、日本には約一〇〇人のオランダ人医師が来日したと言われています。ポルトガルの医学を南蛮医学と称するのに対して、オランダ医学を紅毛流医学と呼びます。

興味深い所では、通詞（幕府付きの通訳者）の楢林鎮山《ならばやしちんざん》がオランダ商館員と接しているうちに西洋医学を修得し、『紅夷外科宋伝《こういげかそうでん》』を著したことです。

解体新書と牛痘法

解剖書と言えば一七七四年に出版された杉田玄白の『解体新書』が有名ですが、『解体新書』が出版される約一〇〇年前に本木良意《もときりょうい》というオランダ語通詞が解剖書を翻訳しています。これがおそらく日本初の解剖書になると思います。

その解剖書の原本はドイツ人のヨハン・レメリンが書いた解剖書で、オランダ語に訳されて出版されたものを本木良意が翻訳したのです。しかし彼が翻訳した書は彼の存命中に出版されることはなく、約一〇〇年後に『和蘭全軀内外分合図《わらんぜんくないがいぶんごうず》』として鈴木宗云《すずきそううん》が出版しました。

また馬場貞由《ばばていゆう》というオランダ語通詞は、『遁火秘訣《とんかひけつ》』という書を一八二〇年に著しました。これは日本最初の牛痘書《ぎゅうとうしょ》と言われています。

種痘とは天然痘の予防接種のことを言います。天然痘は疱瘡《ほうそう》とも呼ばれ、あの独眼竜政宗の片目を失明させた恐ろしい病気です。政宗が五歳の時に罹患したと言われています。

十八世紀末、イギリス人のエドワード・ジェンナーは牛を家畜として飼っている農家では、牛痘《ぎゅうとう》という牛痘ウィルスを感染源とする感染症にかかると天然痘にかからないということに着目しました。様々なる改良を加えて安全な種痘、つまり牛痘法を開発して天然痘のパンデミックを防ぎました。

伝統医学に目を向けた日本医学

さて、ここまで西洋医学に焦点を当ててきた日本医学史ですが、時代を室町時代から戦国時代に戻して、伝統医学に目を向けた日本医学史を述べたいと思います。

室町時代から戦国時代は中国大陸からの伝統医学が日本流にアレンジされ始めた時代と言われています。中国大陸から伝わっていた従来の医学、これを当時は明の時代ではあったものの明の前の王朝の名前にちなんで金元医学《きんげんいがく》と呼ばれていました。

金と元の時代に栄えた金元医学は李東垣《りとうえん》、朱震亨《しゅしんこう》、劉完素《りゅうかんそ》、張従正《ちょうじゅうせい》の一派が活躍していました。李東垣は病の原因は脾胃（胃腸）の働きが悪いから起こると主張し、脾胃論と呼ばれました。朱震亭は病の原因は人体の陰が減少するから起こると主張し、相火論と呼ばれました。劉完素は熱邪が人体を侵すことによって病になると主張し、火熱論と呼ばれました。張従正は熱邪以外の外邪によっても病は起こると主張し、攻邪論と呼ばれました。

そして李東垣と朱震亭が唱えた理論、つまり病は人体の中から発生するものだという学説が多くの支持を集めていましたので、当時の金元医学の主流を特に李朱医学《りしゅいがく》と呼んでいます。

この李朱医学を明に留学して持ち帰ったのが武蔵（現在の埼玉県）出身の田代三喜《たしろさんき》です。そして彼の医学理論を受け継いだのが近江（現在の滋賀県）出身の曲直瀬道三《まなせどうざん》です。彼らは日本医学史において中興の祖と呼ばれています。

しかしこの李朱医学は理屈っぽい点が短所と指摘されていました。理論が先走っていて、実際の人体を見ていないという批判です。この欠点を是正するためには、『傷寒雑病論《しょうかんざつびょうろん》』のように、人体の症状が全ての実態であるとして、実際の人体に即した治療をするべきだという一派が現れたのです。

この先駆者が京都出身の名古屋玄医《なごやげんい》です。彼の死後、「古典に帰れ」という風潮は江戸出身の後藤艮山《ごとうこんざん》が受け継いでいくこととなります。後藤艮山は熊胆《ゆうたん》の服用、入浴、灸の三つを推奨したことから「湯熊灸庵《ゆのくまきゅうあん》」と呼ばれました。

人体解剖と抵抗勢力

その後、伝統医学は後藤艮山の弟子で丹波（現在の京都府）出身の山脇東洋《やまわきとうよう》が引き継いでいきます。山脇東洋は中医学を主体とする医師でしたが、中医学の解剖図に疑問を抱いていました。その最中の一七五四年、京都の六角にあった獄舎で処刑された囚人の解剖を行うことに成功します。これが日本で最初の人体解剖になります。筆者も一度、獄舎跡に行ったことがあります。小道の傍らにひっそりと石碑が祀られていたのが印象的でした。

この日本最初の人体解剖についてまとめたものが『蔵志《ぞうし》』です。ただしこの『蔵志』は現在から見ると、かなり手落ちだったことが指摘されています。しかし死んだ後の人体を解剖するなんて非人道的な行為だと非難される時代に、勇気を持って人体解剖に挑んだ山脇東洋の行動力は大いに評価するべきだと思います。

彼の人体解剖後、一七五八年に伊良子光が伏見で、同じく一七五八年に栗山孝庵《くりやまこうあん》が萩で人体解剖に成功しています。

もちろん人体解剖を行うことに対して抵抗勢力がなかったわけではありません。讃岐（現在の香川県）出身の佐野安貞《さのやすさだ》は『非蔵志《ひぞうし》』を出版し、人体解剖を真っ向から否定しました。理由は死んだ後の人体をいくら見ても、生きた人間の真の生理がわかるわけがないし、ましてや病気を治すことにはなんら役には立たないというものでした。

当時、山脇東洋と肩を並べて活躍した安芸（現在の広島県）出身の吉益東も彼の人体解剖には反対していました。彼は一七五九年に『蔵志』を著しましたが、この中で人体解剖を否定していました。

しかし一七七四年に画期的な書物が出版されます。この書物こそ日本の医学が未来に向けて歩む方向性を決定づけたと言っても過言ではありません。『解体新書』です。

著者は前野良沢と杉田玄白となっていますが、実際はもっと多くの人間が関与しています。代表者名がこの二人であると覚えておく方がいいと思います。翻訳は前野良沢、幹事は杉田玄白というように、二人は分業でこの作業に着手しました。

日本医学界のルネッサンス「解体新書」

ちなみに西洋ではルネッサンスが十四世紀にイタリアから始まったとされています。中世にキリスト教が普及したことにより、民衆の生活が禁欲的になりました。欲望をあからさまにしてはならないというのが中世を支配した風潮でした。

しかし黒死病（ペスト）の流行、農作物の生産力向上等がきっかけとなり、禁欲的な生活に疑問が投げかけられるようになりました。

何故、ペストが流行すると禁欲的な生活に疑問が投げかけられるのかというと、ペストが流行して多数の人間が死んでいくのを見て、「これだけ神を崇拝しているのにどうして罪のない人間がバタバタと死んでいくのだろうか」と疑問に思う人が増えていったからです。こうした人達は最終的に「何の罪もない者が死んでいくなら人生を楽しくすごそう」という快楽主義に走るわけです。

また農作物の生産力向上は、食欲を満たすと同時に人間の性欲を向上させます。禁欲とは当然ながら性欲を抑制することも含まれていますので、農作物の生産力向上は禁欲的生活を破壊するには充分だったのです。

つまり人間の持つ本能を抑え込んでいた理性を打破しようというのがルネッサンスの神髄です。もう少し言うならば、ルネッサンス前に戻り、今までのようにこうでなくてはならないと考えられていた既成概念を打ち破ろうというのです。

『解体新書』はまさに日本医学界におけるルネッサンスの前奏曲だったのです。

ではこの書はいったいどのようなものだったのでしょうか。それはヨハン・クルムスというドイツ人医師の書いた人体解剖書を日本語に翻訳したものです。このドイツ人医師の書いた書を彼らは『ターヘル・アナトミア』と呼びました。オランダ語で書かれていて、前野良沢は少しだけ理解できたのですが、杉田玄白は全く理解できなかったそうです。通詞に聞けば話は早いのですが、二人は江戸にいますし、ほとんどの通詞が貿易港のある長崎にいたため期待できません。

しかし二人の医学に対する情熱は冷めることはありませんでした。カタコトしか知らない前野良沢の語彙力を頼りに、辞書もない状況で翻訳作業を開始したのです。そして三年後、ついに『解体新書』は完成しました。

余談ですが、現在我々が用いている「神経」という語彙はこの時杉田玄白が創作したものです。「神気」と「経脈」を合わせた新語で、神気も経脈も中医学で使用される医学用語です。

医師の欲求を満たしたシーボルト

一八二三年に、ある一人のドイツ人医師が来日します。代々医師の家系に生まれた彼は、実技指導に飢えていた当時の医師の欲求を満たすには充分な存在でした。彼の名前はフィリップ・シーボルトと言います。

シーボルトは長崎に鳴滝塾《なるたきじゅく》を開き、陰嚢水腫手術、咽頭部腫瘍治療、痔瘻治療、咽喉痛治療、咽喉腫治療等を塾生達に参観させました。

実際に行なわれる手術現場は、塾生だけでなく噂を聞きつけた多くの見学者で埋め尽くされたと言われます。

彼の訪日は諜報目的だとの説があります。なぜなら帰国する時に、日本から持ち出し禁止の日本地図が彼の荷物から発見されたからです。これが有名なシーボルト事件です。

蘭学と中医学の融合

この時代、医学と言えばオランダ語で書かれた西洋医学（蘭学と呼ばれることもあった）かと言えば、そうではありませんでした。遣隋使から続いてきた中医学も西洋医学が盛んになるのと並行して大いに発展しました。

その発展形は従来のようなスタイルではなく、蘭学の長所を中医学にも取り入れようとするものでした。蘭学の長所と中医学の長所を合わせて新天地を開拓しようとしたのです。

その先駆けとなったのが長門（現在の山口県）出身の永富独嘯庵《ながとみどくしょうあん》です。彼は山脇東洋の門下生となり、『漫遊雑記《まんゆうざつき》』を著しました。この書の中で人体解剖の必要性を説いています。

近江出身の三谷樸《みたにぼく》も人体解剖賛成論者です。彼は『解体発蒙《かいたいはつもう》』の中で、中医学の臓腑と西洋医学の臓腑の同一性を力説しています。

そして紀州（現在の和歌山県）出身の華岡青洲《はなおかせいしゅう》の登場です。彼は永富独嘯庵の『漫遊雑記』の影響を受けて人体解剖の研究に没頭したと言われています。まず解剖して手術するためには痛みを除去しなくてはならないと考えました。そのためには麻酔薬の開発が必要だと認識し、その研究に着手します。

努力の甲斐があり、曼陀羅華《まんだらげ》、草鳥頭《とりかぶと》、白芷《びゃくし》、当帰《とうき》、川芎《せんきゅう》、天南星《てんなんしょう》を配合した通仙散《つうせんさん》を開発し、動物実験を経て人体実験の段階になりました。しかし誰も実験台になりたくない中、彼の実母・於継《おつぎ》と妻・加恵《かえ》が実験台になりました。結果的に於継は大丈夫でしたが、加恵は失明してしまいます。

この通仙散ですが、残念ながら現在その存在を証明する手立てはありません。なぜなら華岡青洲はこの通仙散の調合や用法用量を秘伝としたため、彼の子孫や高弟にしか伝えなかったためです。

華岡青洲の門下生に水戸（現在の茨城県）出身の本間玄という人がいました。彼は華岡青洲が秘伝としていた通仙散をおおやけにしてしまったので破門されているほどです。

ここで麻酔薬について述べておきます。華岡青洲が開発した通仙散が一応世界初の麻酔薬となっています。何故一応なのかといいますと、中国大陸の後漢時代に華佗《かだ》という人が麻沸散《まふつさん》という麻酔薬を開発したと『後漢書《ごかんしょ》』に記載されているからです。

『後漢書』によりますと、「内臓に腫瘍ができて鍼や薬草が効かない場合は、お酒と一緒に麻沸散を飲ませ、酔いが回ってきたら切開して腫瘍を除去する」と書かれているからです。

また一六八九年に琉球（現在の沖縄県）出身の高嶺徳明《たかみねとくめい》という人が福建省で学んだ外科手術によって兎唇《としん》を治療したと伝えられています。ただし華佗や高嶺徳明の麻酔薬による手術は確証するものがなく、あくまでも言い伝えでしかありません。したがって史実を確証できるのは華岡青洲だけですから、一応と付け加えたのです。

議論よりも臨床を重要視すべき

このように、一〇〇〇年以上に渡って日本の主流を占めていた漢方医学の不動の地位を南蛮医学あるいは紅毛流医学が脅かし始めると、伝統医学に従事していた医師達はアウフヘーベン（対立する考え方や物事からより高い次元の答えを導き出すこと、議論を深めることでさらに良くすること）しようと努力します。この努力は現代でも必要だと感じています。そしておそらくこのテーマは永遠に続くであろうと思っています。

中国最古の医学書である『黄帝内経』も何千年もかけて培った経験則から様々な診断法や治療法等を紹介していますが、人体解剖をした事実についても記されています。要するに人体解剖の是非といった質の低い議論を繰り返すよりも、病気の状態に応じて必要なものをうまく活用する柔軟さがあれば、医学はさらに質の高いものに昇華されるはずです。

西洋医学が主流に

ここから日本医学界全体の動きについて見てみることにしましょう。一八三八年に大阪で私塾が開校されました。塾頭は緒方洪庵《おがたこうあん》。塾名は適塾といいます。この適塾が後に大阪大学になります。この塾で福沢諭吉（慶応義塾大学創始者）、大村益次郎（日本陸軍創始者）、高嶺譲吉（アドレナリン発見者）、佐野常民（日本赤十字社創立者）が学びました。

この頃、日本医学界を取り仕切るのはまだ伝統医学派でしたが、蘭学と言われた西洋医学の波に脅威を抱き、様々な圧力をかけたと言われています。そこで西洋医学派は共同出資によって東京の神田にあるお玉が池に種痘所（天然痘の予防及び治療を目的とする医療機関）を設立しました。これが現在の東京大学医学部の前身です。

この種痘所は西洋医学所と名称を変え、その後、一八六三年には単に医学所と呼ばれました。「西洋」が外されたことは暗に医学は西洋医学を置いてはないということを物語っています。この頃から日本の医学と言えば西洋医学だという風潮に変わっていくようになります。

明治政府はドイツ医学を採用

そして時代は明治になります。明治維新と呼ばれるように西洋医学界にも新しい風が吹きます。特に大きな点は次の二つです。

一つ目は江戸時代の解剖は死刑囚のみに限定され、しかも解剖場はそれに準ずる場所しか認められなかったのですが、明治時代になると本人の承諾があれば、医学校内で行えるようになりました。さらに本人の承諾なしでも、たとえば引き取り手のない死刑囚の死体が解剖研究の材料として医学校に送られてくるようになりました。

二つ目はオランダ医学を捨て、ドイツ医学を採用したことです。このドイツ医学採用については一人の医師を紹介しなくてはいけません。彼の名は相良知安《さがらともやす》と言います。現在の順天堂大学の基礎を作った佐藤泰然《さとうたいぜん》が主催する佐倉順天堂塾の門下生となり蘭学を学びました。

時の日本政府は西洋医学の輸入を決定していました。問題はどの国の医学を輸入するかです。これまで通りオランダ医学で行くのか、あるいは他の国の医学に鞍替えするのかが議論されました。政府はイギリス医学の採用でほぼ決定だったようです。その理由として、ある一人のイギリス人医師の存在が大きかったと言われています。

彼の名はウィリアム・ウィリスといい、現在の鹿児島大学医学部の創始者です。彼は生麦事件、薩英戦争、戊辰戦争等で負傷兵の手当てに奔走しました。

その活躍を目の当たりにした日本政府は、海外貿易の充実も視野に入れた結果、西洋とのつながりはイギリスなくしてはあり得ないという結論に至ります。そのつながりの中に医学が入っていたのです。

ところが相良知安は政府にドイツ医学の採用を提案し、最終的に政府は彼の意見を採用することにしました。その理由は次の三つが大きかったと言われています。

一つ目はオランダ医学がそもそもドイツ医学の翻訳で成立していること。二つ目は世界的にドイツ人医師の活躍が目立ってきたこと。三つ目は政治体制が日本とよく似ていたこと。

三つ目については説明が必要かもしれません。当時のドイツはプロイセンと呼ばれ、立憲君主制を採用していました。立憲君主制とは君主の権力が憲法によって規制されている政治体制のことです。この体制が日本とよく似ていたのです。日本人もドイツ人も勤勉で良質な工業製品を作るという点で親近感が湧いたのかもしれません。この時の判断は国民の健康よりも政治的な判断で行われたのが残念な気がします。

研究開発を進める漢方学者

明治維新（一八六七年）が成功してからまだ十年も経たない頃は、当時の医師数の比率は、漢方学者と西洋医学者で四対一でした。つまり伝統医学に従事する医師が西洋医学に従事する医師より四倍多かったのです。しかし西洋化の波に乗り、政府は西洋医学を国の医学にするという方針を打ち出していましたので、漢方学者は衰退の危機を察知し研究開発を進めました。たとえば、浅田宗伯《あさだそうはく》を中心とした漢方学者は「温知社《おんちしゃ》」という団体を作って政府の西洋偏向主義に異議を唱えます。この浅田宗伯という人が桔梗《ききょう》、麻黄《まおう》、葛根《かっこん》等を水飴に練りこんで作った飴が現在の浅田飴です。

漢方学者達は議会への請願活動も行いました。しかし一八九五年、西洋医学を学んだ者のみを医師として認めるという法案が可決され、漢方の研究だけでは医師とは名乗れなくなりました。

それからというもの、日本政府は急ピッチで全国各地に医学部を創設します。それでも間に合わないと判断すると、医師の即時養成を目的とする医学専門学校を全国に創設し、医師数の増加を図りました。この医学専門学校の中の官立と公立のものは大正時代、私立の医学専門学校の一部も戦後に昇格が認められ、現在の医科大学あるいは医学部となって現在に至っています。

生かすも殺すも化学の力次第

時代は進んで二十世紀に入ります。二十世紀を一言で言うと「戦争の世紀」と言えるのではないでしょうか。二度の世界大戦は総力戦と化し、科学の力で大量殺戮も不可能ではなくなりました。一日でも早く敵国より殺傷能力の高い武器を開発するためにはどうしても化学の発展が不可欠だったのです。

この化学の発展を医学にも活かそうと思うのは自然の流れです。これを正しく使用方法すれば人間は延命できる反面、誤った使用方法ならば、一滴の薬品で生命を損なってしまうことを意味しています。化学の力を借りれば人の命をたやすく奪えるようになったのです。生かすも殺すも化学薬品を扱う人間次第で、これは大変恐ろしいことです。その証拠にマスタードガス、サリン、枯葉剤で多数の人間が死に至りました。これらは誤った使用方法の代表例です。

化学発達の長所…ビタミン

ここからは化学が発達したことによる長所の一つである、日本人とビタミンの関係について述べていきます。

ポーランドの科学者カシミール・フンクがビタミンの命名者です。日本とビタミンが深く関係しているのは、ビタミンＢ１ではないでしょうか。海軍軍医をしていた東京慈恵会医科大学創始者である高木兼寛《たかぎかねひろ》は海軍士官に脚気が少ないことに着目しました。当時の海軍士官は脚気患者が少なかったのですが、同じ海軍の下士官に脚気患者が多かったようです。なぜなら下士官の食事は白米が中心だったのです。このことに気付き、下士官にも士官と同じように白米に大麦を加えた食事を提供しました。すると下士官の脚気患者が一人もいなくなりました。そして一九一〇年、鈴木梅太郎によってビタミンＢ１が発見されます。

陸軍では軍医の森鴎外《もりおうがい》が、脚気という病は病原菌がその原因だと主張していましたので、白米来る心臓病）で多大な犠牲者を出してしまったことは有名な話です。の供給を継続していました。その結果、日清戦争や日露戦争では脚気による戦闘不能（脚気から

人間が人の生死を掌握

化学の前に化学なし、化学の後に化学なし。

二十世紀はまさに化学全盛となります。電子顕微鏡の開発もこの波を大きく助長します。こうなると医学イコール化学という方程式はもはや常識になってしまいました。病を引き起こすものは細菌で、病を治すものは化学だという固定観念を生み出していったのです。顕微鏡を覗き込み、新しい細菌を発見することが最先端医学だと錯覚するのもやむを得ないことかもしれません。

実際、一九二九年のイギリスの細菌学者であるアレクサンダー・フレミングによるペニシリンの発見、一九四四年のアメリカのセルマン・ワクスマンによるストレプトマイシンの発見はその代表例です。

顕微鏡医学とも呼べる医学の主流はＤＮＡの世界にまで波及します。今や癌の原因はＤＮＡの配列異常であると定義する研究者が現れたのは周知の事実です。細胞内にウィルスが侵入し、ウィルスのＤＮＡを正常細胞のＤＮＡに組み込むことによって正常細胞が癌になるという理論です。

ＤＮＡで驚いていた世界の人々をさらに驚かせたのがｉＰＳ細胞の発見ではないでしょうか。いわゆる再生医療と呼ばれる分野です。二〇〇六年に山中伸弥《やまなかしんや》という研究者が世界で最初にその

作製に成功し、ノーベル賞おｗ受賞したのは、記憶に新しいところです。細胞に遺伝子を導入することによって複製能力を持つ細胞に変化することを発見したのです。

ここまで来るとさすがに人間の「生」と「死」について考え直さなければなりません。人間が人間の生死を掌握できるからです。この発想は何も今に始まったことではないのです。その源流はすでに戦争直後にありました。

一九四七年にまとめられた「ニュールンベルク綱領」がそれに該当します。これは第二次世界大戦中、ドイツのナチス党に加担した医師達が強制収容所で非人道的な人体実験を行なったことへの反省により成立したものです。人体実験は被験者の自発的な同意がなければ行なってはならないといった内容です。

翌年の一九四八年には「ジュネーブ宣言」を採択しました。人体実験の是非だけではなく、医療に携わる者はどのような倫理に従っていくべきなのかが主な内容です。

この二つは一九六四年の「ヘルシンキ宣言」へとつながります。医療に関わる者はインフォームドコンセントを重要視すべきだという内容です。

その後、こういった宣言は何度も行われました。行われる度に焦点も明確になっていきます。個人の幸福追求権の保護、受療の際の自己決定権の尊重、人権侵害の禁止が全世界の医療機関が目指すフォーカス・ポイントです。

中国大陸から五六二年に医学が伝来した当時の日本には、まだ医学と呼べるものはなく、中国の医学を懸命に吸収しました。明治維新までの間、戦国時代を除けば中国大陸からの医学は日本の医学界を占有していました。そこへヨーロッパからの使節団が来日し、外交とともに西洋医学を持ち込むと、日本政府は富国強兵のスローガンの下、西洋医学の即効性に魅せられて、西洋医学吸収の道をたどり始めて現在に至ります。

日本人の二つの気質

約一五〇〇年の日本医学史を簡単に説明すると以上のようになります。この流れから日本人の気質をさぐると、二つの面があぶりだされてくるように思います。

日本から遣隋使あるいは遣唐使として派遣した者達が現在の中医学を輸入しました。この時の隋あるいは唐といえば、圧倒的な政治力と文化を有する大国です。

明治維新になると、政府はオランダ医学を捨ててドイツ医学を採用します。これも当時のドイツの国力を意識しての行動です。つまり日本は政治的強者の国家が持つ医学を積極的に採用する一面を有していると言うことなのです。これが一つ目です。

江戸時代末期の西洋の国々といえば、どの国も世界に植民地を広げようと躍起になっていた時代です。日本が最初に医学を輸入したポルトガルはブラジルの一部を植民地にしていましたし、ポルトガルの次に医学を輸入したオランダはインド、台湾、スリランカ、西アフリカ、ブラジルの一部を植民地にしていました。ドイツは西及び東アフリカ、パプアニューギニア、西サモア、中国の青島等です。世界はまさに白人による植民地化政策の真っ只中だったわけです。

日本も世界の流れに対して敏感に対応します。明治時代に入ると富国強兵のもと領土の拡大を図り、戦争に明け暮れました。一八九四年に日清戦争、一九〇四年に日露戦争、一九一四年に第一次世界大戦、一九三一年に満州事変、一九三七年に支那事変、一九四一年に大東亜戦争といった具合です。

前述したように、戦争が起こると西洋医学が発達します。なぜなら一人でも多くの負傷兵を戦地に戻し、海外に出兵すれば現地の細菌性疾患と戦わなければなりません。戦地で被弾し、痛みのため苦しみもがく兵士にモルヒネを注射する。あるいは飲料水のない奥地で口渇のために仕方なく飲んだ井戸水によって下痢したら抗生物質を投与しなければならないからです。まさにこの分野は西洋医学が得意とする分野で、中医学が最も弱い分野なのです。

中医学のように地道に病を治すことを目標にしていたのでは、軍事的弱小国を植民地化しようとした西洋列強国を相手に、二十世紀の生き残りを賭けた激動の戦争時代を乗り切れませんでした。国家の拡大発展を個人の尊厳や健康より優先させたと言えばわかりやすいかもしれません。

つまり日本は望むと望まざるとに関わらず、西洋文化を吸収し西洋医学を発展させることによって、白人国家による植民地化計画から身を守らなければならなかったのです。西洋列強と同じ行動をすることによって、相手に親近感を植え付けることに成功すれば、軍事的侵略は少しでも防げると判断したのでしょう。この柔軟さが日本人気質の二つ目です。

二十一世紀にふさわしい医学とは？

では将来の日本医学はどうなるのでしょうか。

現在はアメリカ医学に倣うべく「アロパシー」路線を驀進中です。アロパシーとは、ホメオパシーの対になる語で、たとえば発熱すると解熱剤を与えたり、下痢をすると下痢止めを与えるといったように、目の前の症状に対処する治療方法をいいます。何故人体は発熱するのか、あるいは何故人体は下痢をするのかという病気の原因そのものを治療対象としません。これがアロパシーです。

また戦争と二人三脚で突っ走ってきた近代医学ですが、戦争のない二十一世紀を望むのならば、医学は同じ路線で発展できるかどうかは疑問です。もし日本人が本当に戦争を好まない民族ならば、日本から世界に向けて、二十一世紀にふさわしい新しい形の医学を発信してみてはどうでしょうか。

日本はこのままアロパシー路線を継続するのか、あるいはまた別の路線に転換するのかは〝神のみぞ知る〟かもしれません。しかし、先ほど分析した、医学から見た日本人気質が正しいならば、今後国家勢力を益々拡大していく中国に倣って再び中医学がもてはやされることも否定できませんし、あるいは勤勉なドイツ人が世界を席捲すれば、またドイツ医学に路線変更して医学の基礎（細菌の発見等が中心となること）を研究するようになるかもしれません。もしかしてイギリス人が世界を牛耳るようになれば、臨床（治療方法の発見が中心となること）に重点をおくようになることも考えられます。

しかしいずれにせよ、本書のタイトルが示すように、「AかBのどちらか」ではなく、「Aが効かなかったらBでいこう。それでもダメならCがあるさ」という発想に立った医学を政府に推し進めて欲しいと思っています。

あくまで主役は患者であり、施術者のプライドではありません。これが私の主張する二十一世紀にふさわしい医学の形です。なぜならそこには患者のみなさんの幸福追求権や基本的人権の尊重がぎっしり詰まっていると思うからなのです。

第四部「中医学編」

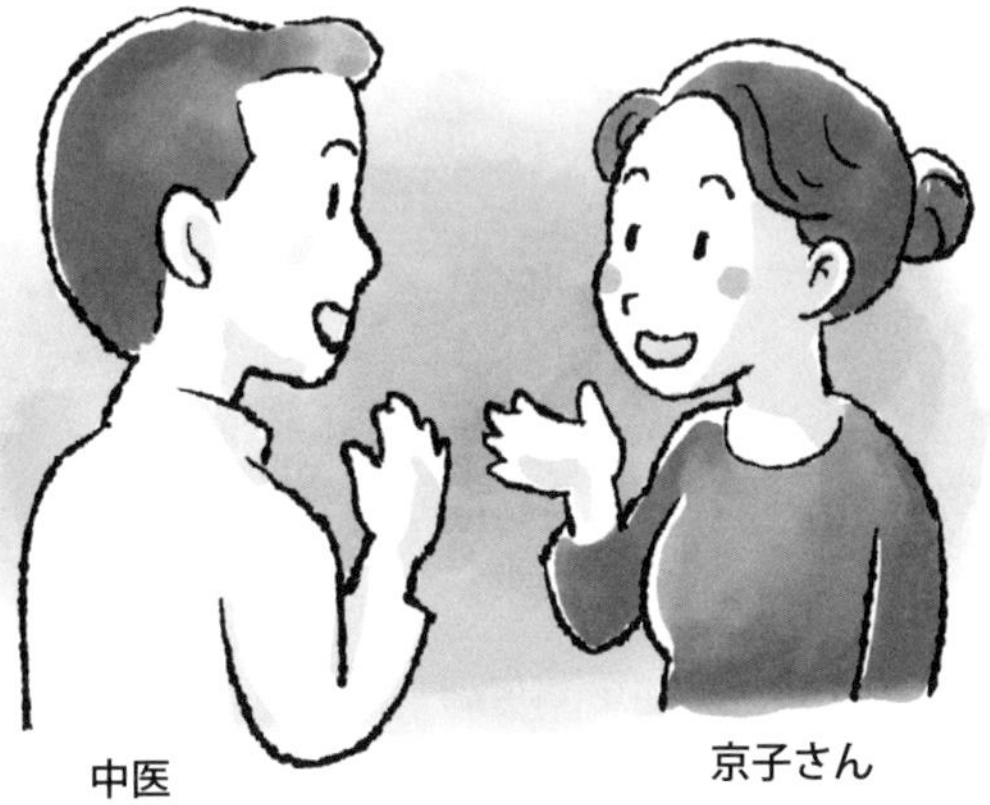
先生おはよう
ございます。
おはようございます。
今日はどう
されましたか？
京子さん
中医

第一章　腰痛

今日の朝から、腰が痛くて。診ていただけますか。

そのベッドの上にうつ伏せに寝てみていただけますか？　打撲などの心当たりはありませんか？

いえ、特にはございません。

痛いですがなんとかうつ伏せになれそうです。

それじゃ早速治療に入りますね。まず脈を見せていただけますか。

脈ですか？ここに来るのに急いで来ましたから、脈が速くなっているかもしれませんけど。

中医学の脈診は速さだけを診るのではなく、脈の硬さとか強弱なんかも診るんですよ。分類すると二十八種類の脈があります。（注一）

……弦脈と遅脈が出ていますね。

げんみゃく？　ちみゃく？

弦脈とは琴の弦のようにピンと張ったような脈のことで、遅脈とは遅い脈のことです。わかりやすく言うと弦脈とは、血管が緊張している状態ですね。

へぇ～、速さだけじゃなく、脈の状態も診るのですね。
他に脈診で何かわかることはありますか？

渋脈が出ていないから瘀血じゃないみたいですね。
瘀血というのは、血の流れが悪いという意味です。昨日、暑かったからクーラーをつけて寝てしまったとかはどうですか？

私はクーラーが嫌いなので、窓を半分開けて扇風機を弱風にして寝ていました。扇風機は一晩中つけっぱなしでした。

腰痛は、たぶんそれかもしれません。風に当たって腰痛が出てきたのだと思いますよ。

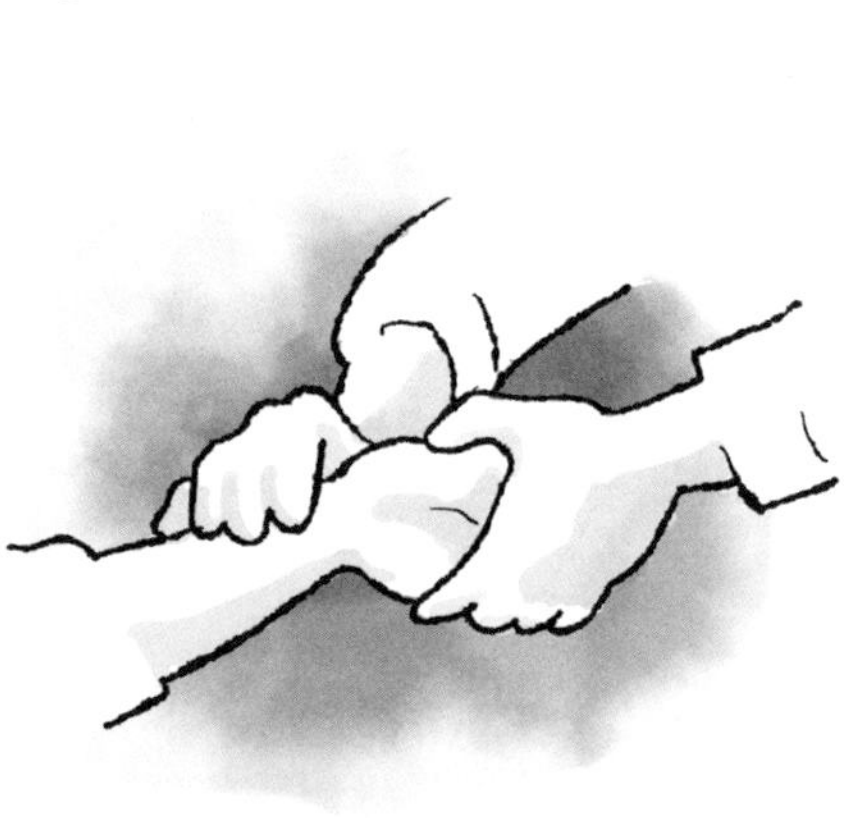

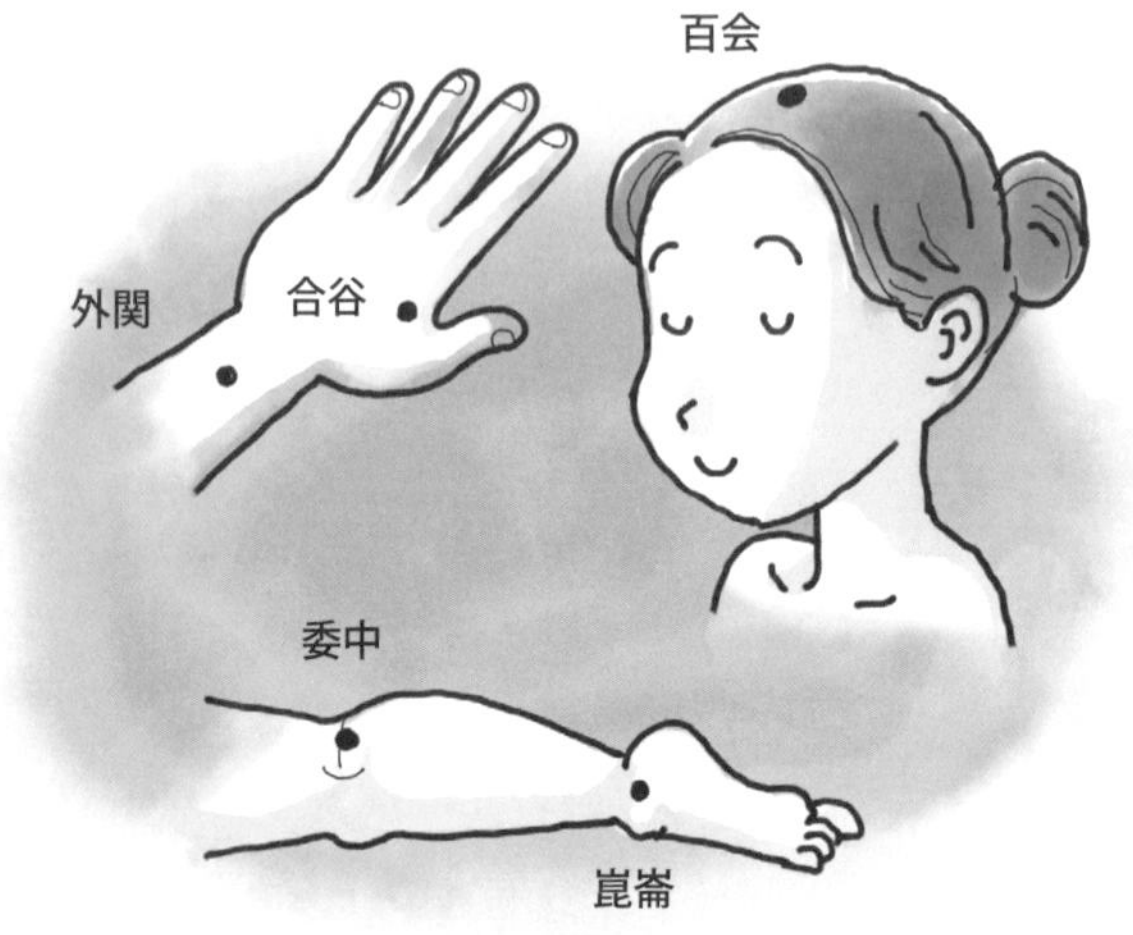

腰痛なのに、どうして手や足、それに頭に鍼をさすのですか？

先生、風に当たると腰痛になるのですか？

風に当たった全ての人が腰痛になるとは限りません。ただし、窓から入ってきた涼しい風が扇風機によって集中的に体を冷やし続けて、結果的に腰痛になったものと考えられます。中医学では腰痛は七種類あり、その中の一つがこの腰痛です（注二）。弦脈と遅脈の原因も説明しておきましょう。弦脈とは体のどこかに痛みがある場合に出てきますし、遅脈は体が冷えている場合に出てきやすい脈なんですよ。

朝方に痛みがあったのでしょ。だからまずは寝ている時の状況がヒントになると思ったのです。

そんなことまで脈でわかるのですか？

先生、また痛みが出てきたようです。

では鍼治療を始めていきましょう。痛みがあるので、鍼治療がいいと思います。

先生、なんで腰痛なのに手（合谷・外関）や足（委中・崑崙）に鍼を刺すのでしょうか？　頭頂部にも刺されましたけれども。

経穴は合谷、外関、風池、大椎、百会、委中、崑崙、に加えて阿是穴を取りました。阿是穴とは患者さんが「ここが痛い」と訴える部位のことで、経穴と一致するとは限りません。英語では「トリガーポイント」と言われることが多いです。

それと、合谷というツボは急性病によく効くんですよ。外関は風に当てられた時によく使います。委中は「四総穴」（注三）と言って、腰痛の時によく取る経穴です。崑崙は膀胱経（注四）の流れを良くする経穴です。百会は「諸陽の会」と呼ばれていて、これも急性病によく効きます。

この首の経穴はなんですか？

風池です。これも外関と同じく、風に当てられた時によく使います。（注五）

経穴全てにちゃんと意味があるんですね。

そうです。時には人中といって鼻の下の経穴を取ることだってありますよ。人中だけでなく、威霊と精霊という経穴を取ることもあります。二つとも手の甲のある経穴です。別名「腰退点」とも呼びます。

（三十分後）

そろそろ抜きましょうか（注六）。

あ～、気持ち良くてついウトウトとしていました。

刺鍼中に患者さんが眠ることはよくあることですからご心配なく。はい、全部抜きましたから、ゆっくり起きてみてください。

はい。ありがとうございます。先生、痛みがずいぶん軽くなった感じがします。

よかったですね。もし痛くなったらまた来てください。

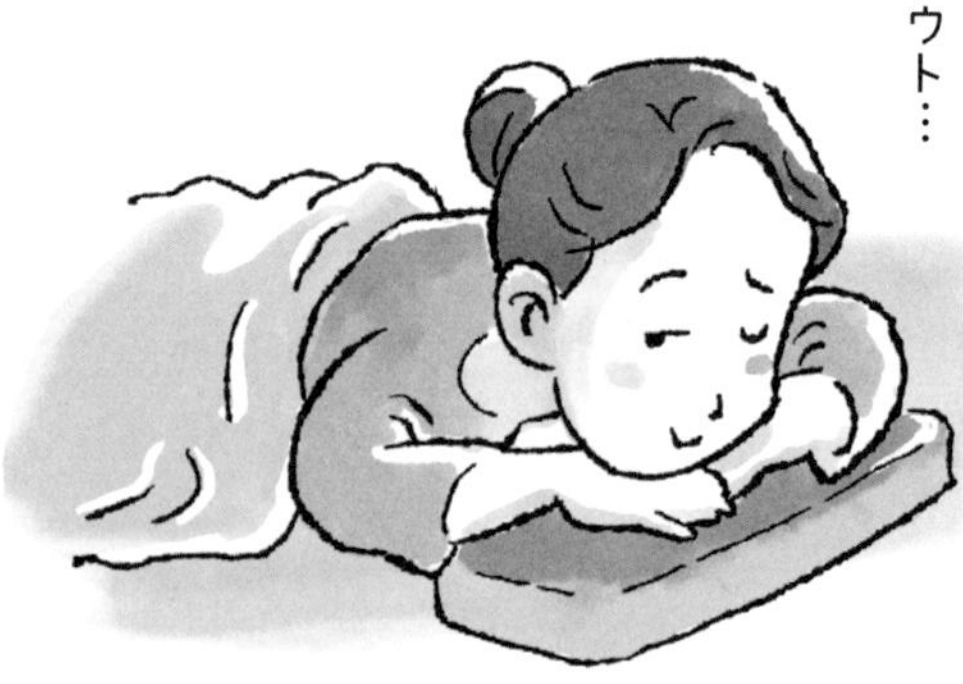

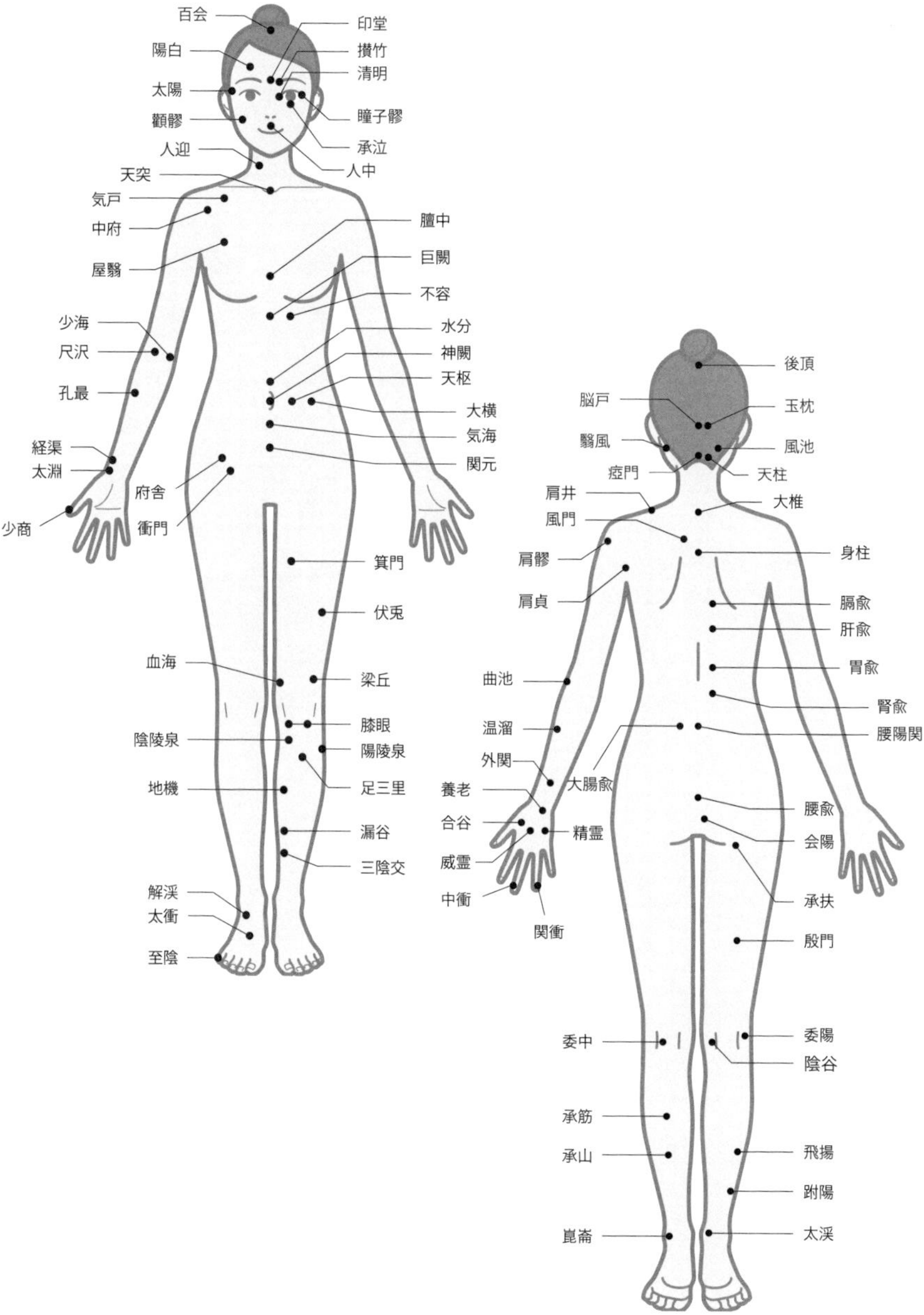
百会
印堂
陽白
攅竹
清明
太陽
顴髎
瞳子髎
承泣
人迎
人中
天突
気戸
中府
膻中
屋翳
巨闕
不容
少海
尺沢
水分
神闕
天枢
孔最
大横
気海
経渠
太淵
関元
府舎
少商
衝門
箕門
伏兎
血海
梁丘
膝眼
陰陵泉
陽陵泉
地機
足三里
漏谷
三陰交
解渓
太衝
至陰
後頂
脳戸
玉枕
翳風
風池
瘂門
天柱
肩井
大椎
風門
身柱
肩髎
肩貞
膈兪
肝兪
胃兪
曲池
腎兪
温溜
腰陽関
外関
大腸兪
養老
腰兪
合谷
精霊
会陽
威霊
中衝
承扶
関衝
殷門
委中
委陽
陰谷
承筋
承山
飛揚
跗陽
崑崙
太渓

◇

（注一）二十八種類の脈とは、浮脈、濡脈、芤脈、洪脈、革脈、散脈、沈脈、弱脈、伏脈、牢脈、遅脈、緩脈、渋脈、結脈、数脈、疾脈、動脈、促脈、虚脈、微脈、細脈、短脈、代脈、実脈、弦脈、滑脈、緊脈、長脈の二十八種類である。

浮脈の特徴として、浮いていて沈めると感じない。

濡脈の特徴として、浮いていて脈が細い。

芤脈の特徴として、浮いていて長ネギのように中が空洞のように感じる。

洪脈の特徴として、浮いていて来る時は勢いがあり去る時は勢いがない。

革脈の特徴として、浮いていて中が空洞だが芤脈よりやや力強い。

散脈の特徴として、浮いていて今まさに絶えそうに感じる。

沈脈の特徴として、沈んでいて浮かして脈を診ると感じない。

弱脈の特徴として、沈んでいて脈が細い。

伏脈の特徴として、通常の沈脈よりさらに沈んでいる。

牢脈の特徴として、伏脈よりさらに沈んでいる。

遅脈の特徴として、正常な脈より遅い。

緩脈の特徴として、正常な脈より遅く引き締まっていない。

渋脈の特徴として、正常な脈より遅くナイフで竹を削るように感じる。
結脈の特徴として、正常な脈より遅く不規則性の不整脈である。
数脈の特徴として、正常な脈より速い。
疾脈の特徴として、数脈よりさらに速い。
動脈の特徴として、正常な脈より速く滑脈を含んでいる。
促脈の特徴として、正常な脈より速く不規則性の不整脈である。
虚脈の特徴として、力がない。
微脈の特徴として、絶えそうに力がないが散脈と比べるとやや力がある。
細脈の特徴として、力がなく細い。
短脈の特徴として、力がなく寸口に現れる脈の長さが短い。
代脈の特徴として、力がなく規則的な不整脈である。
実脈の特徴として、力がある。
弦脈の特徴として、力があり琴の弦を弾くように感じる。
滑脈の特徴として、力があり玉を転がすように感じる。
緊脈の特徴として、力があり弦脈よりさらに緊張している。
長脈の特徴として、力があり寸口に現れる脈の長さが長い。

（注二）七種類の腰痛は、気滞血瘀性腰痛、気虚血瘀性腰痛、寒湿性腰痛、風寒性腰痛、腎陽虚性腰痛、腎陰虚性腰痛、腎精虚性腰痛である。

気滞血瘀性腰痛の特徴として、刺痛、夜間痛、固定痛、放屁により軽減する。

気虚血瘀性腰痛の特徴として、刺痛、夜間痛、固定痛、元気がない。

寒湿性腰痛の特徴として、腰部の冷え、湿気を嫌がる、排尿障害。

風寒性腰痛の特徴として、腰部の冷え、急性の腰痛、軽快したり悪化したりを繰り返す。

腎陽虚性腰痛の特徴として、腰部の冷え、寒がる、夜間頻尿。

腎陰虚性腰痛の特徴として、手足のほてり、不眠、顔面紅潮。

腎精虚性腰痛の特徴として、元気がない、根気がない、腰に力が入らない。

（注三）四総穴には四つの経穴がある。腰背部疾患には委中、頭部疾患には列缺、腹部疾患には足三里、顔面疾患には合谷を取る。

（注四）経絡には肺経、大腸経、胃経、脾経、心経、小腸経、膀胱経、腎経、心包経、三焦経、胆経、肝経の十二本がある。それぞれの経絡には起始部と停止部があり、停止部が次の経絡の起始部と連絡していて終点がなく十二本の経絡は循環している。

経絡の長さはそれぞれが決まっていて、肺経、心経、心包経という手の陰経は各三・五尺なので、左右合わせて六本の和は二十一尺になる。

大腸経、小腸経、三焦経という手の陽経は各五尺なので、左右合わせて六本の和は三十尺になる。

腎経、脾経、肝経という足の陰経は各六．五尺なので、左右合わせて六本の和は三十九尺になる。

膀胱経、胃経、胆経という足の陽経は各八尺なので、左右合わせて六本の和は四十八尺になる。ここまでの合計は一三八尺（十三丈八尺）になる。

通常、人体の経脈の長さの総和として表す場合はここからさらに任脈、督脈、陰蹻脈、陽蹻脈の長さを加えるので、任脈の四．五尺、督脈の四．五尺、陰蹻脈の七．五尺、陽蹻脈の七．五尺を加えた一六二尺（十六丈二尺）が全身の経脈の長さということになる。

（注五）風邪の特徴として、善行数変、頭部を侵す、百病の長の三つがある。
善行数変とは固定痛ではなく移動する症状のことと、良くなったり悪化したりを繰り返すことである。

頭部を侵すとは自然界において風は上空を吹いているから、人体においても上半身を侵すことである。

百病の長とは自然界の気候に風が加わることによって病として発症することである。

風邪が登場してきたので他の外邪についても紹介しておく。

寒邪の特徴として温煦作用低下、推動作用低下、収引作用がある。

温煦作用低下とは陽気を損傷することにより温める作用が低下することである。

推動作用低下とは陽気の持つ血液を滑らかに流す作用が低下することである。

収引作用とは収縮作用と牽引作用のことで、筋肉がひきつることである。

暑邪の特徴として熱症状、昇発作用、湿症状を起こすが挙げられる。熱症状とは暑邪の元々の性質である熱邪の症状が現れることである。昇発作用とは気が上がり人体の上部を侵すことである。湿症状とは暑邪を受けやすい時期が湿度の高い時期なので湿邪の症状が現れることである。

湿邪の特徴として重濁性、気機失調、粘滞性、下半身を侵すが挙げられる。重濁性とは重いことと濁っていることである。気機失調とは脾の昇清作用と胃の降濁作用が低下することである。粘滞性とは粘着と停滞のことである。下半身を侵すとは湿気は地上に溜まりやすい性質のことである。

燥邪の特徴として津液損傷、肺病が挙げられる。津液損傷とは燥邪の乾燥作用によって体液の蒸発が起こることである。肺病とは乾燥した冷たい空気を吸うことによって肺の冷えが起こることである。

火邪の特徴として興奮性、津液損傷、風を生じるが挙げられる。興奮性とは陽気が上部に上がることである。津液損傷とは熱作用によって体液の蒸発が起こることである。風を生じるとは肝風内動の熱極生風のことである。

（注六）弦脈が出ているということは実証に属するので、鍼を抜く時はゆっくりと抜く。基本的に実証の場合は瀉法を行ない、虚証の場合は補法を行なう。この手技を補瀉法と呼び、迎随補瀉法、呼吸補瀉法、提挿補瀉法、捻転補瀉法、徐疾補瀉法、開蓋補瀉法の六つがある。

迎随補瀉法とは経絡流注に沿って刺鍼するものを補法とし、流注に逆らって刺鍼するものを瀉法とする手技である。

呼吸補瀉法とは呼気時に刺入し、吸気時に抜鍼するものを補法とし、呼気時に抜鍼し、吸気時に刺入するものを瀉法とする手技である。

提挿補瀉法とは刺鍼した後、鍼を上下に動かす動作がゆっくりとしたものを補法とし、素早く動かすものを瀉法とする手技である。

捻転補瀉法とは刺鍼した後、鍼を左右に回す動作がゆっくりとしたものを補法とし、素早く動かすものを瀉法とする手技である。

徐疾補瀉法とは刺鍼する際に痛みのないようにゆっくり刺鍼し、抜鍼する際は速く抜鍼する手技が補法とし、刺鍼する際にある程度の痛みを覚悟して速く刺鍼し、抜鍼する際はゆっくり抜鍼する手技を瀉法とする手技である。

開蓋補瀉法とは抜鍼する際に鍼孔を閉じて抜鍼するものを補法とし、鍼孔を開けて抜鍼するものを瀉法とする手技である。

これら六つの補瀉法以外に平補平瀉法というものがある。これは実証でもなく虚証でもない場合に行なう手技で、補法や瀉法といった枠から外れた手技をいう。

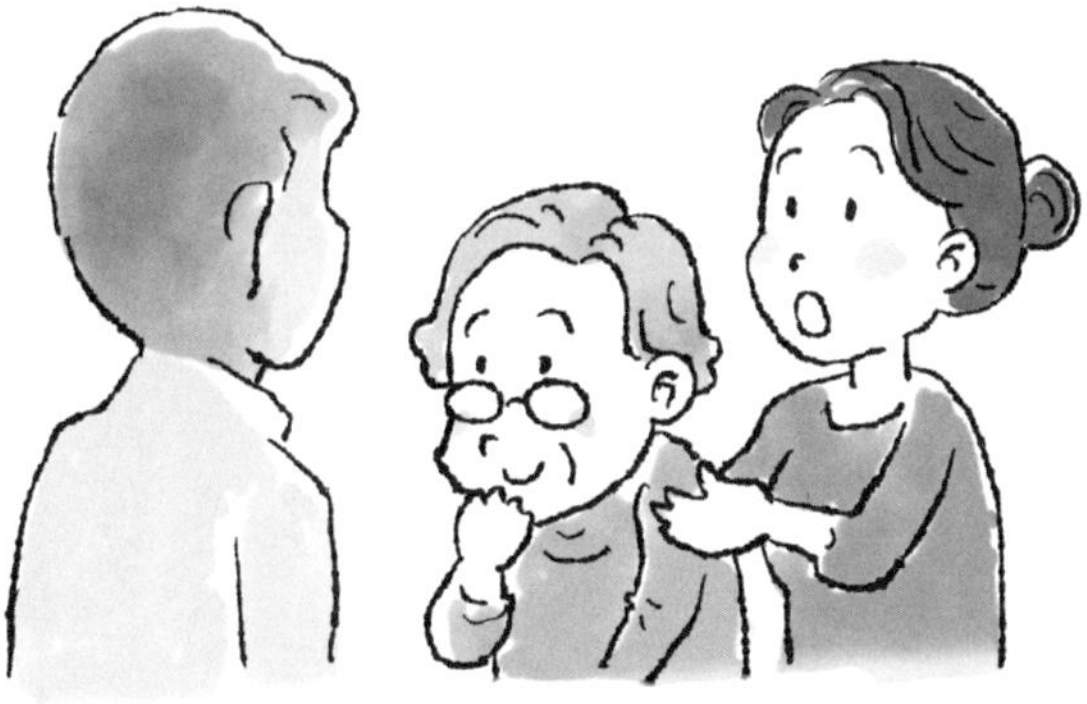

先生こんにちは。
今日、診ていただきたいのは私の母なんです。
お母様がどうされましたか?

第二章　膝関節痛

母はかなり耳が遠いもので、私が代わりに説明します。
膝が痛くて仕方がないって言うもので。

ちょっとこっちに来て、この椅子に座ってみて下さい。
今まで膝に水が溜まったことありますか?
それと、最初に痛くなってからどのくらい経ちますか?

何回か水が溜まって、整形外科で抜いていただきました。
痛くなってからは、だいたい五年ぐらい経つと思います。

今までどんな治療をしてきましたか?

整形外科で湿布をもらったり、ヒアルロン酸の注射をしてもらったりしていました。

脈を見せていただけますか。
（脈診中）
滑脈と虚脈が出ていますね。
すみませんが舌をべーって出して下さい。
（舌診中）
なるほど、やっぱり。

先生、何がわかったのですか？

まず滑脈ですが、これは体に余分な水分が多く溜まっているという証拠なんですよ。そして虚脈は元気の源である「気」が不足している証拠です。舌を診ると舌の横にギザギザの歯型がついていますでしょ。（注一）これも「気」の不足ということなんです。

膝が痛いのは骨が擦り減っているからではないのですか？

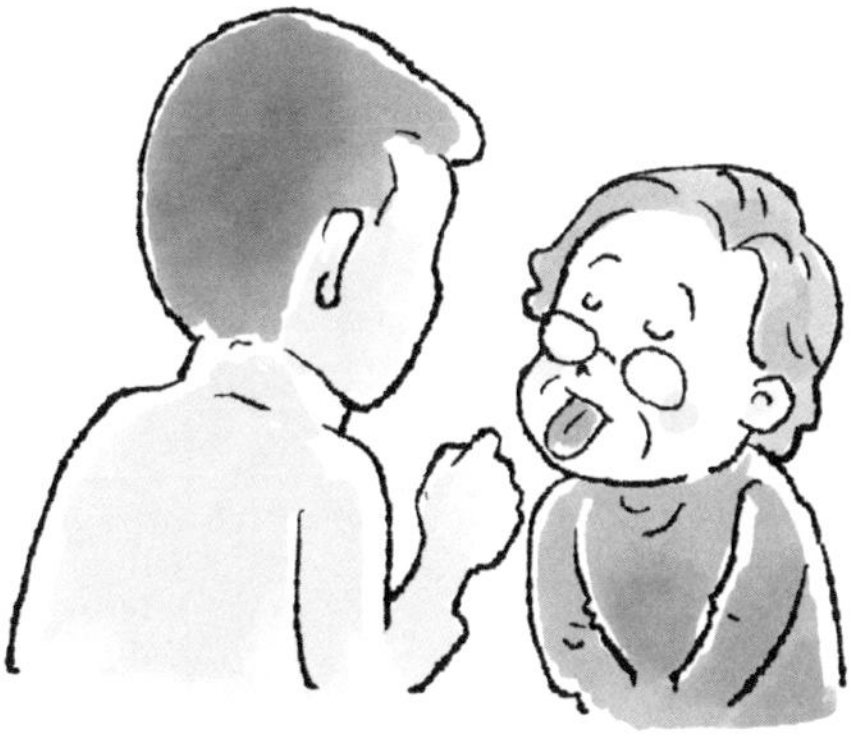
舌をべーって
出して下さい。
なるほど、やっぱり

それは西洋医学の診察方法ですよね。私達は中医学から見た診察をしますから、西洋医学とはまた違った見方なんですよ。（注二）

では、お母様に鍼をしますから、こちらのベッドに天井を向いて寝てください。ツボは後谿、足三里、陰陵泉、上巨虚、下巨虚、中脘、梁門、気海、関元、天枢、水道、滑肉門、中府、太谿で、鍼をした後は阿是穴にお灸をします。

なぜ手（後谿）に刺すんですか？

後谿は小腸経に属する経穴で、小腸は「液を司る」と言われています。液とは関節液のことですから、やはりここは取っておくべきなんです（注三）。

それと、膝が痛いのに、なぜお腹とかに刺すのですか？

お母様の膝関節痛は中医学からみて「湿痺」（注四）と言います。これは湿邪が体内に停滞しているという意味です。お母様の湿痺の原因は胃腸の弱りですね。ですから対処療法と並行して根本的な治療、つまり胃腸を強くする必要があるのです。

そういえば最近、母は食欲がないと申しておりました。なにか関係ありますか？

大いにあると思います。胃腸が強いと体に湿気を貯めこまないですからね（注五）。

なるほど。

先生、お灸はいかがですか？母は昔よく自分でお灸をやっていましたけど。

一般的に虚証にはお灸が効果的で、実証には鍼が効果的と言われています。もちろん臨機応変に対応しないといけませんが。お母様の年齢を考えたら、お灸をオススメします。

でも先生、お灸って熱いですし、痕が残りますよね。

熱くないお灸、痕が残らないお灸もありますよ（注六）。

そんないいものがあるなら是非お願いします。お灸って熱いのを我慢するから効くと思っていました。

直接皮膚にお灸をしない方法なら火傷の心配もありませんから、ご安心下さい。

（三十分後）

ではそろそろ鍼を抜きましょうか。

では、次にお灸をしましょう。経穴は中脘、梁門、気海、関元、天枢、水道、滑肉門、犢鼻を取ります。

本当ですね。母はあんまり熱い熱いって言わないですね。

お灸はこれくらいの刺激で充分なんです。やりすぎると逆に痛みがひどくなるかもしれませんからね。はい、次はうつ伏せになれますか？　次は肺兪、三焦兪、腎兪、気海兪、大腸兪、関元兪、小腸兪、膀胱兪、殷門、委中、委陽、合陽、陰谷に鍼をします。

先生、膝の裏や腰はわかりますけど、なぜ肩のところに鍼をするのですか？

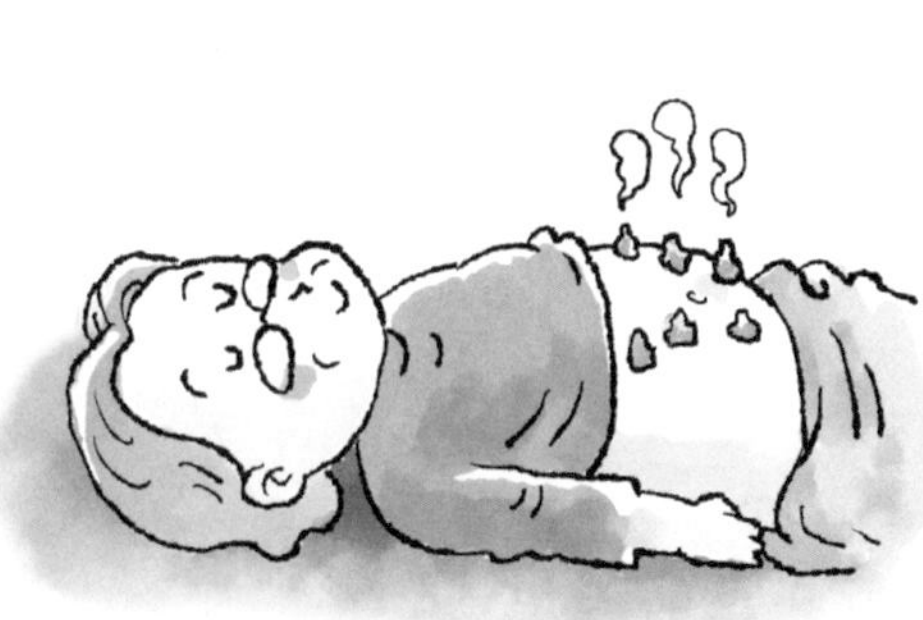

肺兪は肺に効果的なんですよ（注七）。肺は体の水分調節に作用しています。だからこの経穴を

取っておく必要があるんですよ。

肺が水分に関係しているのですね。ところで先生、どのくらい通えば治りますか？

それは私にもわかりません。わかりませんけど、お母様の脈が沈んでいないことから推測すると、思っているより長くかからないと思いますよ（注八）。

そうですか。安心しました。お母さんよかったね！

◇

（注一）脈診と並んで中医学では舌診を多用する。舌や苔の状態を診るのである。一般的に舌の色が鮮やかな紅色で苔が少ないのを健康な舌と判断する。舌の色が紅色ではなく、やや白色なものを淡白舌と呼び、寒証に分類している。舌色の紅色が濃いものを絳舌と呼び、熱証に分類している。苔が全くないものを無苔と呼び、虚証に分類している。苔がべっとり付着しているものを滑苔または膩苔と呼び、実証に分類している。

（注二）中医学の特徴の一つに「一部は全体の縮図」という考え方がある。これは「全息理論」あるいは「フラクタル理論」とも呼ばれている。

（注三）胆は骨、小腸は液、胃は血、大腸は津、膀胱は筋、三焦は気を司る。

（注四）血液の流れが悪くなって起こる病を中医学では風痺、寒痺、湿痺の三つに分類している。風痺は行痺ともいい、全身に痛みが駆け巡る症状を特徴としている。寒痺は痛痺ともいい、温めると痛みが軽くなる症状を特徴としている。湿痺は着痺ともいい、同じ部位に固定して痛みが出る症状を特徴としている。

（注五）体に湿気が発生する原因は内湿と外湿に分けられている。内湿は胃腸が弱っている脾虚が原因で水分を消化吸収できずに溜まる運化作用の低下と呼ばれる状態のことである。外湿は湿度の高い所にいることによって人体を侵す湿邪のことである。外湿は特に下半身から侵すことを特徴としている。内湿と外湿のことである。肝風内動を指すことが多い。外風とは風に当たることによって人体に悪影響を及ぼす風邪が登場したので内風、外風、内寒、外寒、内燥、外燥も紹介しておく。内風とは人体内部で起こる風症状のことである。風邪は特に上半身を侵すことを特徴としている。内寒とは陽虚のことで、人体の陽気が衰えることによって寒症状を呈することである。外寒とは人体に悪影響を与える寒気のことで、傷寒と中寒の二種類があり、傷寒とは寒気を受けたが内臓まで届いていない外邪をいい、中寒とは内臓まで届いた寒気を伴う外邪をいう。内燥とは津液不足によって生じる乾燥症状のことである。外燥とは燥邪によって乾燥症状を生じさせる外邪のことである。

（注六）お灸には直接灸と間接灸がある。直接灸は艾《もぐさ》を直接皮膚の上に乗せて点火して燃やすものである。間接灸は生姜や大蒜《にんにく》などの上に艾を乗せて燃やすものである。また直接灸でも燃え尽きるまでに消して瘢痕が残らないようにする「知熱灸」というやり方もある。いわゆる「せんねん灸」は間接灸に該当する。

（注七）肺は「治節を司る」と言われている。これは呼吸、排泄、消化の作用を指し、肺がこれらの作用に関与しているのである。

（注八）脈には浮脈と沈脈がある。一般的に浮脈の方が沈脈より治りやすいと言われている。

第三章　胃痛

今日はどうされました？

なんか胃の調子が悪くて…。少し痛みます。

じゃあまずいつものように脈を見せていただけますか？

先生のところに来たら、まずは脈診なんですよね。

そうですね。中医学はまずは脈診からなんです。

（脈診中）

滑脈と実脈が顕著に出ていますね（注一）。

実脈というのは強く拍動している脈のことです。

強く拍動しているっていうことは、元気な証拠っていうことでしょうか？

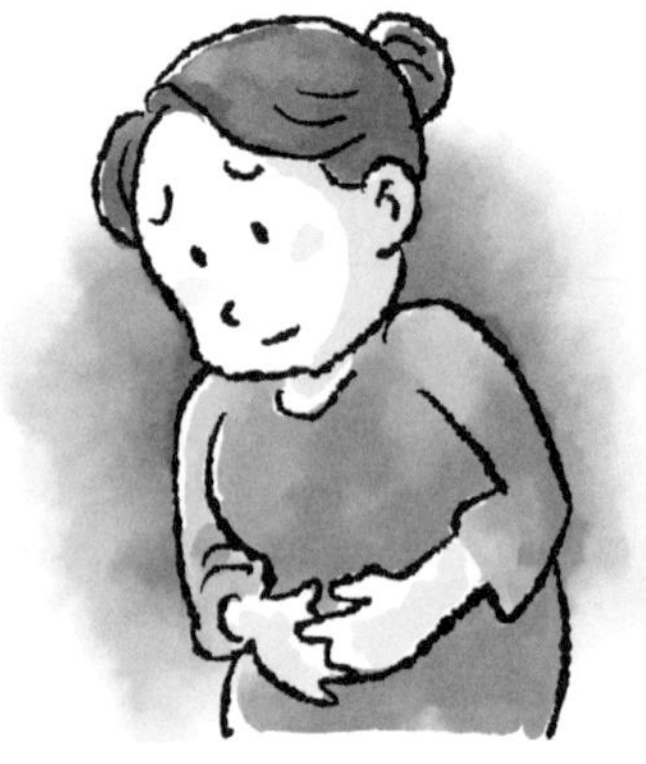

いや、そうとも限らないんですよ。中医学は「中庸が最善」と考えます。つまり強すぎてもダメで、弱すぎてもダメなんです。

なるほど、道理ですね。私のこの胃が痛いのはどういうことなんでしょうか？

最近、食欲はいかがですか？

結構ありますね。そういえば先週の日曜日、家族でファミレスに行ったんですけど、子供に合わせていたら、ついつい食べ過ぎたみたいです。

たぶんそれが今回の胃痛につながっていると思いますね。脈診から言えることは、今回の胃痛は「食積内停」（注二）と呼ばれるものに該当すると思われます。

しょくせきないていい？

つまり食べ過ぎによって胃熱が胃痛を起こしてしまった状態をいいます。

いねつとは胃炎のことですか？

胃熱とは文字通り胃に熱を持った状態のことですね。胃炎とは少し違うニュアンスです。

胃熱とは胃が機能亢進して熱を持っているような状態と言えば理解しやすいですね。本当に熱を持っているかどうかが焦点ではありません。

なるほど、なんとなく胃熱のイメージがつかめました。

では鍼をしていきますね。取る経穴は足三里、上巨虚、下巨虚、胃兪、脾兪、肺兪、中脘、梁門、内関が主で、他には胃の近くの経穴などです。

（刺鍼中）

胃熱の人ってどんな症状が出ますか？

食欲亢進、口臭、胃痛、冷たい飲食物を好むなどが特に現れやすいです。

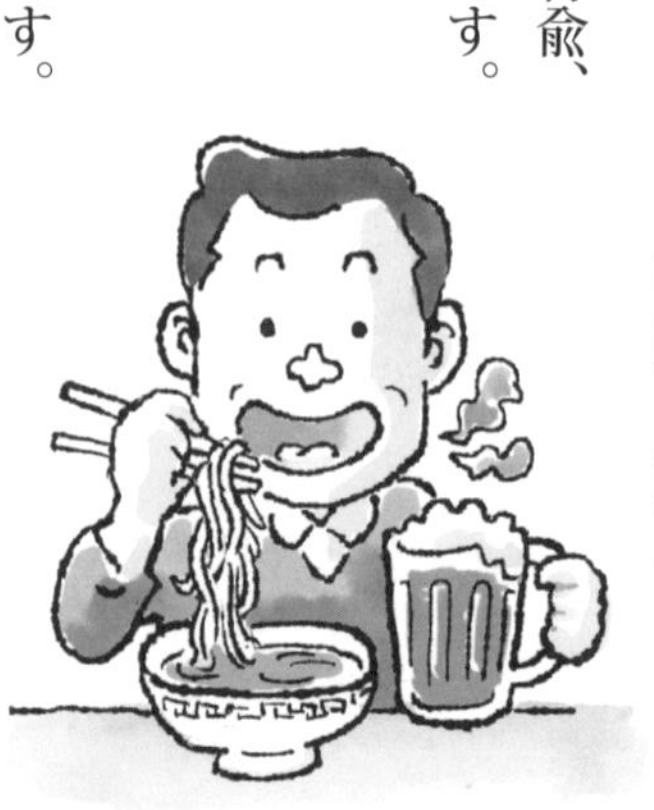

胃熱の人の症状は、食欲亢進、口臭、冷たい飲み物を好むなど

じゃあ、胃熱の逆で胃が冷えている人もいるんですか？

いますよ。胃熱の反対で「胃寒」と呼びます。これは胃熱と全く逆の症状ですね。食欲減退、水分を嘔吐する、胃痛、温かい飲食物を好むなどが特徴です。

鍼の後にいつものお灸をしていただけますか？

いや、今日はお灸はやらないでおこうと思います。

それはなぜですか？

胃熱は熱を持っているでしょ。お灸は熱を与えるもので、これ以上熱を持ったらいけないからです。胃寒の人にはお灸はいいですけどね。

なるほど。

（二十分後）

さてそろそろ抜鍼しましょうか。比較的胃熱の人には短い時間で終わるようにします。逆に胃寒の人には長い時間の置鍼を心がけます。

お腹の中で痞《つか》えていたものが取れたような気がします。
先生、ありがとうございました。

そうですか。それはよかったです。

◇

（注一）滑脈は湿気を含んだ時も現れるが、食積といって食べ過ぎの人にもよく現れる脈である。実脈は虚脈の反対の意味で、外邪が人体を侵した時や食べ過ぎの時によく現れる。

（注二）胃痛には寒邪犯胃、肝気鬱結、脾陽虚、食積内停、胃陰虚がある。
寒邪犯胃とは寒邪を受けたことによって痙攣性の胃痛を起こすことである。
肝気鬱結とは疏泄作用の失調によって生じた気滞が不通則痛を起こすことである。
脾陽虚とは陽虚によって生じた虚寒が胃痛を起こすことである。
食積内停とは食積によって生じた飲食物が胃熱となり胃痛を起こすことである。
胃陰虚とは陰虚によって生じた虚熱が胃痛を起こすことである。

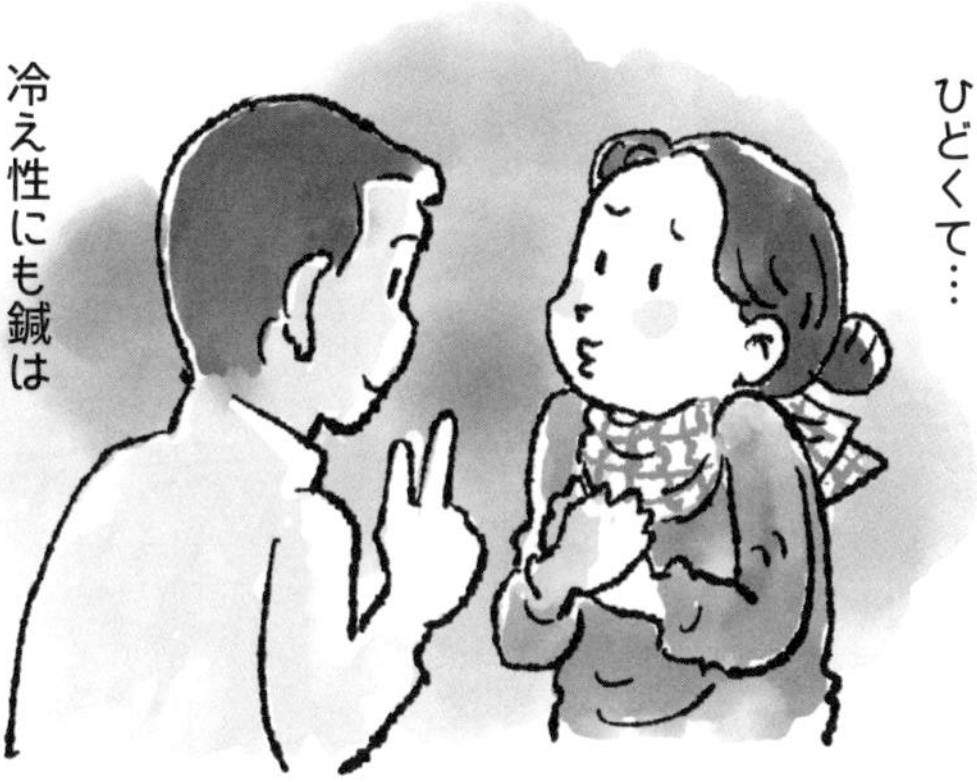
今日は冷え症がひどくて…
冷え性にも鍼はよく効きますよ。

第四章　冷え症

今日は冷え症がひどくて、その相談に寄せていただきました。鍼は冷え症にも効果的とお聞きしていますが。

そうですね、よく効きますよ。
じゃあ、いつものように脈診から始めましょうか。

（脈診中）

細脈と弦脈が出ていますね。

細脈って、細い脈だからもしかして貧血の人とかに出る脈ですか？この冷え症はやっぱり貧血からきているのでしょうか？

中医学から診た場合、冷え症には三つのパターンがあります。一つは陽虚厥逆、二つ目は気滞血瘀、最後は肝血虚。今回は細脈が出ているということから診断すると、三つ目の肝血虚の可能性があります。

だけど私、ちゃんと朝昼晩の食事を欠かさずに食べていますけど。

血虚には三つありましてね。肝血虚と心血虚、そして脾の運化作用低下によるもの。肝血虚（注一）とはいわば血の貯金が不足したようなものなんです。だからちゃんと食事をして血を作っていても、肝血という血の貯金が少なくなっていっているので、全体的に見るとやはり貧血に近い症状になるというわけです。

肝血虚になる原因とはなんでしょうか？

五行表を見ると、「肝は行、心は視、脾は座、肺は臥、腎は立」と書かれています。つまり肝を悪くするのは「行」という行為なんです。この「行」は「行なう」こと、要するに一つのことをやりつづけることと言われています。何か一つのことに打ち込んで、「あー疲れたー」なんて経験ありませんか？

最近は会議が多くて、色々な書類に目を通さなければいけないのがそれに当てはまるかもしれません。

その可能性は大いにありますね。では肝血虚という証を中心に治療をしていきましょう。

（刺鍼中）

今回は肝兪、膈兪、脾兪、腎兪、命門、期門、太衝、陽陵泉、血海、三陰交、太谿、照海、足三里、復溜を取りました。

先生、肝血虚っていうからには、やはり肝の病気ですよね。だったらなぜ腎兪とかっていう腎の経穴をとるんですか？

いい質問ですね。肝は腎から生じてもらっている（注二）からなんですよ。つまり肝は子供で、腎は親みたいな関係なんです。これを相生関係（注三）といいます。だから肝の病気の時は腎も治療する。そのことによって治療の効果が上がるというわけなんです。

では腎の病気の時はどうするのですか？

腎の病気の時は肺を、肺の病気の時は脾を、脾の病気の時は心を、心の病気の時は肝を同時に治療します。

常生じてくれている五行を治療対象として捉えるんですね。

その通りです。五行を使って治療する場合は今回のような相生関係を利用することもあれば、相剋関係（注四）を利用する場合もあります。

そうこくかんけい？

はい。相剋関係とは相手を剋して成立する関係のことをいいます。木剋土、火剋金、土剋水、金剋木、水剋火があります。

中医学は常に陰陽五行を人体に当てはめて治療するんですね。

その通りです。ではそろそろ鍼を抜きましょうか。抜く時も肝血虚という虚証を意識しての手技を行ないます。

虚証と実証では行なう手技が違うのですか？

虚証に対しては補法で、実証に対しては瀉法を使います。

つまり私には補法をしていただいたのですか?

その通りです。さて抜鍼しましたので、今日はお仕事から離れて体を休めてあげてくださいね。

ありがとうございます。たまには休養も必要ですものね。

おっしゃる通りです。お大事にしてください。

◇

（注一）肝は血を蔵する、腎は精を蔵すると言われている。そして「精血同源」という言葉もあるように、両者の働きは非常によく似ているが、肝血は腎精に比べて比較的すぐに血を全身に供給できるようにできている。あくまで腎精は人体を守る最後の砦というわけである。

（注二）五行論は五行と臓器を関連させていて、肝は木に属し、腎は水に属する。水は木を生じる。この関係を「水生木」と呼び、木に水をやると木が成長する現象を人体にも当てはめている。

（注三）五行の関係は相生関係と相剋関係に分類されている。相生関係とは隣り合った五行がお互いに協力して五行の均衡を保つもので、木は火を生じ、火は土を生じ、土は金を生じ、金は水を生じ、水は木を生じる関係をいう。そしてこの相生関係の中で特筆すべきものが「土は金を生じる」である。これは一見すると相生関係の中に含まれていて協調関係と捉えるが、実は「埋金」といって相生関係でありながら金が土の中に埋もれてしまうという負の部分を併せ持つ特殊な相生関係なのである。

（注四）相剋関係とは一つ隔てた五行を抑制しながら五行の均衡を保つもので、木は土を剋し、火は金を剋し、土は水を剋し、金は木を剋し、水は火を剋する関係をいう。この相剋関係の中で特に個性的なものが「水剋火」「火剋金」である。前者を「水火既済」、後者を「火金鋳印」と呼び、相剋関係の緊張感が特に高いことを表している。

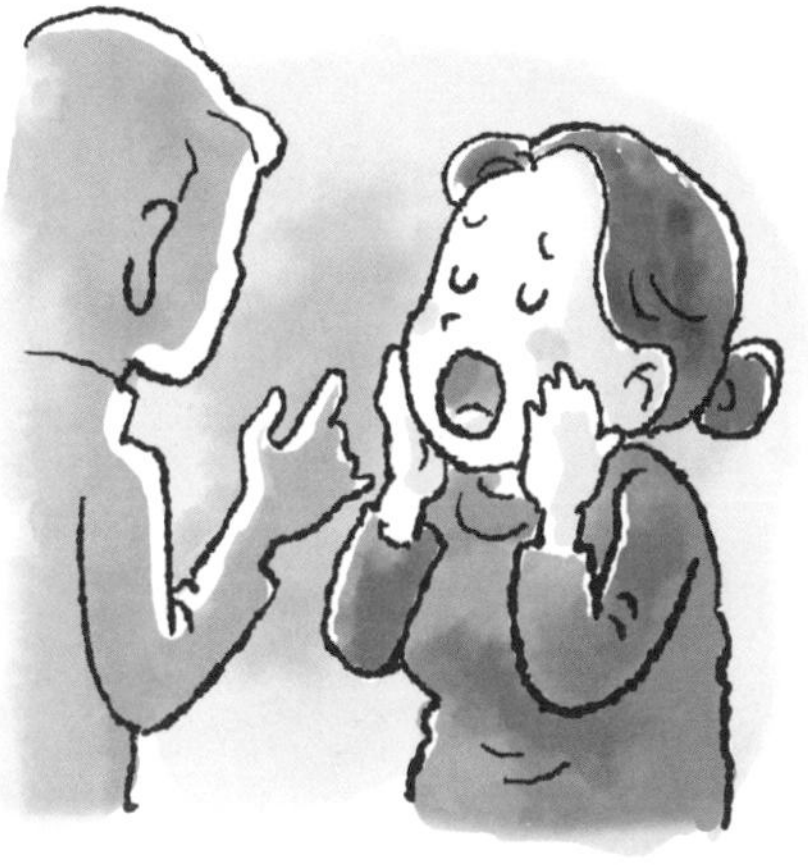

第五章　口内炎

ちょっと口の中を見せていただけますか？

お味噌汁を飲んだ時に特にピリピリするんですけど。

口内炎の可能性はありますね。普段の生活で何か心当たりはありませんか？

特にありません。

じゃあまずは脈を見せてください。

（脈診中）

沈脈と弱脈がでていますね　最近よく眠れていますか？

そういえば、仕事や家事のことで夜更かしが続いているかもしれません。

原因はそれかもしれませんね。

寝不足が続くと口内炎になるんですか？

寝不足が続いたからといってみんなが口内炎になるとは言えませんけど、睡眠不足によって正気が減少すると、その可能性が出てくるんですよ。

口内炎にもいくつかの種類がありますか？

中医学から診た場合、口内炎は風熱表証、心火上炎（注一）、脾胃湿熱、陰虚火旺の四つのパターンがありまして、今回の場合は陰虚火旺（注二）に属する可能性が大きいです。

いんきょ？

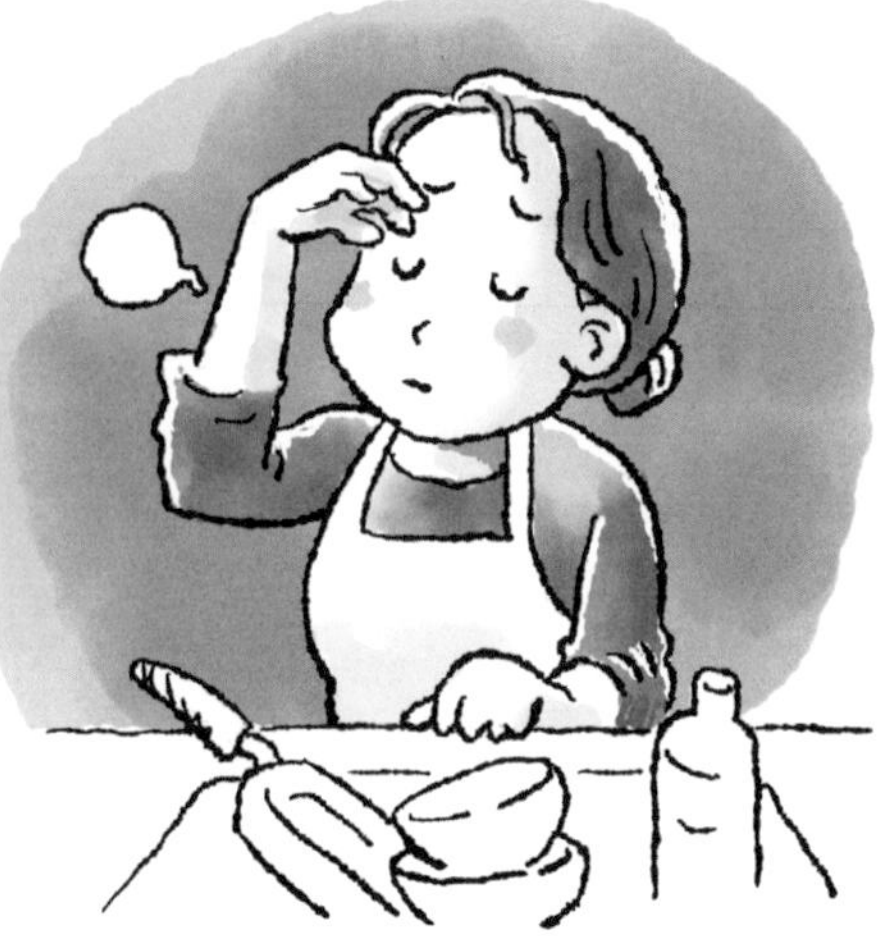

一日の内で活動している時を陽、寝ている時を陰として捉えると、睡眠不足によって体が休まる時間が減っている、つまり陰の時間が減っているので陰虚になりやすいというわけなんです。特に夜半（注三）の睡眠が大事と言われています。

なるほど。

たっぷりの睡眠に加えて、陰を補う経穴への鍼で対処しましょう。

（刺鍼中）

経穴は陰を補う作用のある経穴を選びました。太谿、太衝、三陰交、照海、陰陵泉、関元、肓兪、内関、腎兪、志室等です。ただし、陰虚だからといって、陰を補う経穴ばかりではいけません。陰を補うことと並行して陽も補うことが重要です。したがって、これら陰を補う経穴に加えて、百会、大椎、心兪、脾兪、外関、陽池、足三里、気海、中脘等の経穴も同時に取っていきます。

これからはできる限り早く寝るように心がけます。

そうですね、それが一番ですね。

◇

（注一）心火上炎とは心の熱が身体の上部を侵すものをいう。心火上炎と似ているものに肝火上炎がある。両者は非常によく似ているが、その違いは口内炎や舌炎が心火上炎、目の充血が肝火上炎に属する。なぜなら「心は舌に開竅し、肝は目に開竅する」からである。

（注二）陰虚火旺とは陰に属するものが虚することによって相対的に陽に属するものが旺盛になることである。

（注三）零時を夜半、二時を鶏鳴、四時を平旦、六時を日出、八時を食時、十時を偶中、十二時を日中、十四時を日昳、十六時を晡時、十八時を日入、二十時を黄昏、二十二時を人定と呼ぶ。

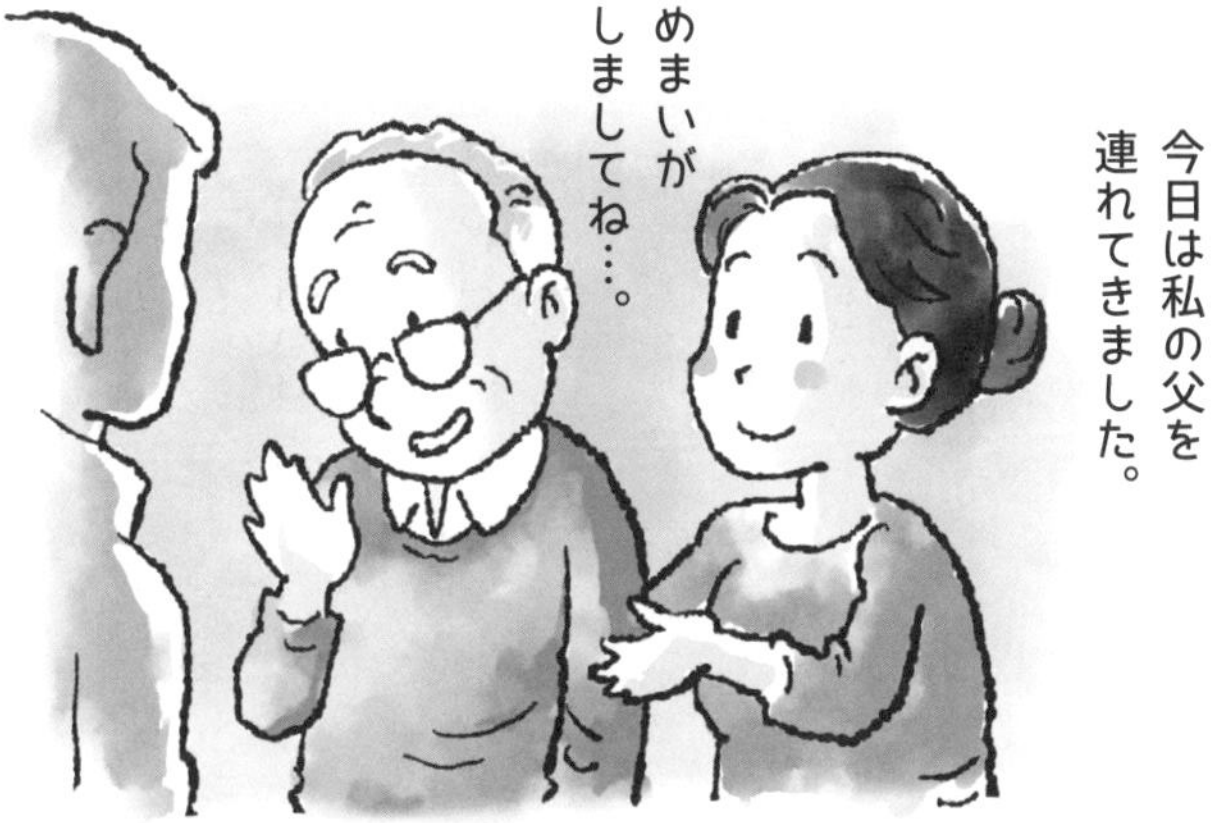
今日は私の父を連れてきました。
めまいがしましてね…。

第六章　眩暈《めまい》

今日はどうされました?

父　**先月くらいから眩暈がしましてね。**

眩暈ですか。ちょっと脈を見せていただけますか?

（脈診中）

はい、ありがとうございます。滑脈と実脈に加えてやや数脈が出ていますね。すみませんが、舌を出していただけますか?

（父・舌を出して舌診中）

どうでしょうか?

中医学から診た場合、眩暈は四つに分類されます。肝陽上亢、痰湿中阻、腎精不足、気血両虚の四つです。お父様の場合は滑脈、実脈、数脈が出ていることからして、痰湿中阻だと思います。それに舌を診てみると、舌がやや腫れぼったくて、舌の端に歯痕と言って歯型がついています。これは湿邪が侵入してきているという証拠なんです（注一）。

本当だ、舌の両端にギザギザの歯型がついてますね。

特に日本は湿気が多い国ですから、湿邪に侵入されやすいと言えますね。それでは鍼をしていきましょう。経穴は足三里、陰陵泉、地機、太谿、気海、関元、中極、天枢、滑肉門、大腸兪、腎兪、三焦兪、膀胱兪、委中、委陽、風府、風池などをとります。これらは湿邪を取り除く作用がある経穴ばかりです。

（刺鍼中）

年齢的に考えて、お父様の場合はあまり長い時間の鍼は避けるべきでしょうが、顔色や話し方から察して、とても健康的なのですこし長めに置鍼しておいても大丈夫でしょう。

何歳の人は何分とか決まってないのですか？

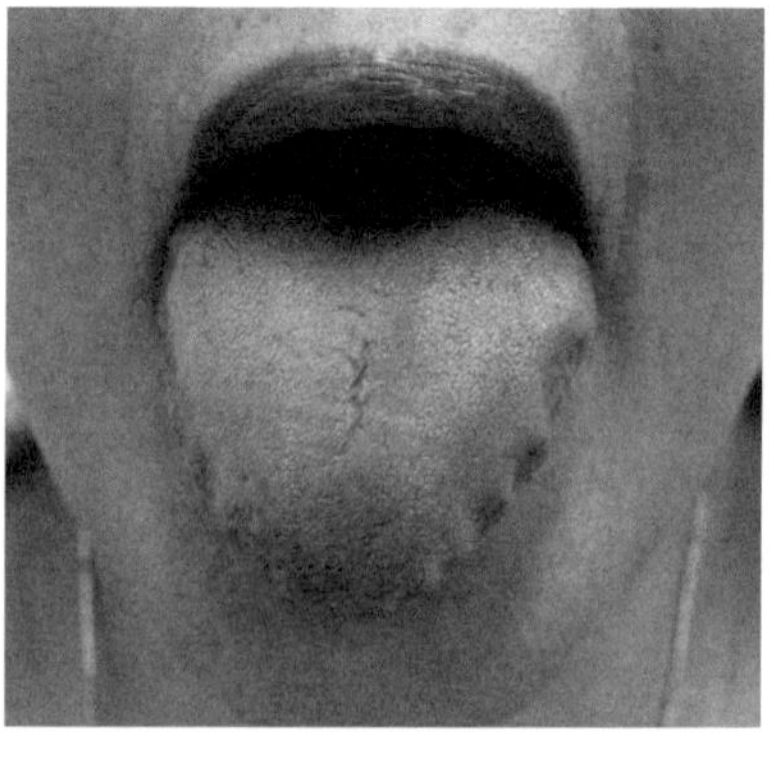

舌の両端にギザギザの歯型がついてますね。

人によって鍼の本数、置鍼時間、鍼の深さなどを変えますね。体力のなさそうな患者さんなら、鍼の置鍼時間を減らしたりします。ちなみに置鍼時間は経穴の効果を最大限に発揮させる際に極めて重要なものなんですよ。だから私は「ツボの効果は四次元で決まる」と思っています。

四次元？

そうです。経穴の効果は四次元で決まります。つまり縦と横でその患者さんの鍼をする部位が決まり、深さで刺鍼する際に目的とする組織が決まります。ここまでなら三次元ですけど、最後に置鍼時間を加えて四次元というわけです。経穴によっては置鍼時間を短くする方がよく効く場合もありますし、反対に長くする方がよく効く場合もあります。

なるほど。どの経穴に長く置鍼しておけばよく効くのですか？

1 次元 = 縦
2 次元 = 横
3 次元 = 深さ
4 次元 = 置鍼時間

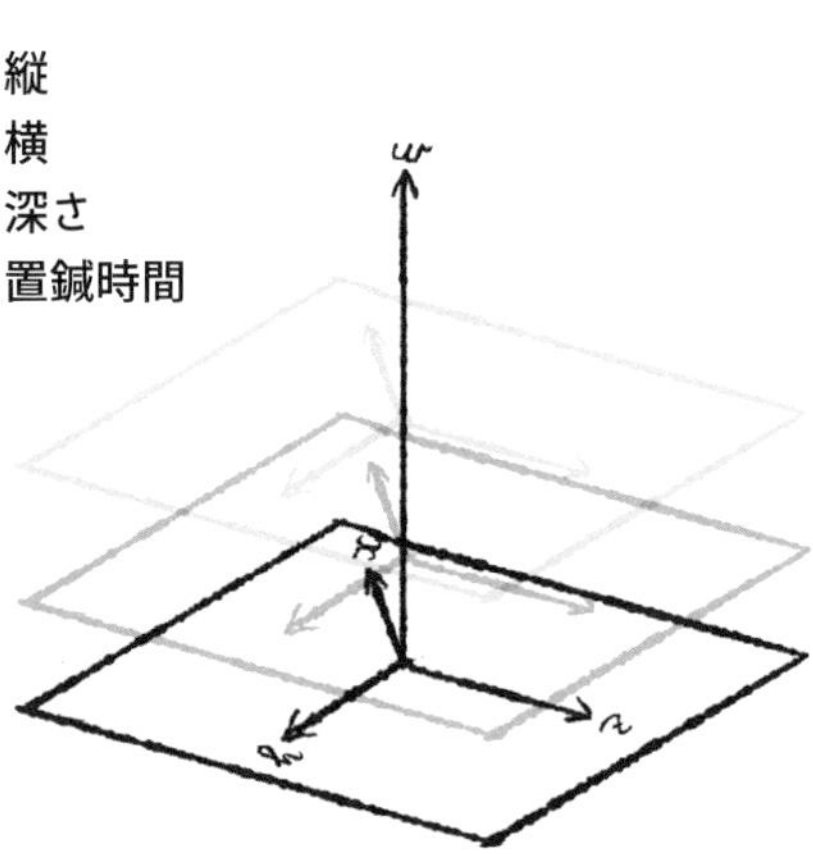

大きな筋肉にある経穴には基本的に長く置鍼しておいた方がいいと思います。それが慢性疾患ならなおさらです。この場合の手技を分刺（注二）と呼びます。

じゃあ、反対に短時間しか置鍼しない手技にはどのようなものがありますか？

全く置鍼しない手技もありますよ。たとえば半刺（注三）とか。

はんし？

体の表面に鍼で刺激するだけの手技です。これも結構よく効きますよ。さて、お父様の鍼を抜きますね。

（抜鍼中）

お父様は湿邪に侵されているので、水分を少し控えた方がいいですね。眩暈が治ったら、またちゃんと摂れば問題ありませんから。

わかりました。どうもありがとうございました。

◇

（注一）舌の端に歯型がついているからと言って全てが湿邪とは限らない。湿邪が侵入してきたということは実証に分類されるが、胃腸の働きが弱まった結果、水分が体外にうまく排出されなくて結果として余分な水分が体内に溜まる気虚証による湿証もあるからである。実証か虚証かの判断については総合的に診て判断する必要があるが、脈診が特に重要な診断方法の一つである。脈が強く拍動していれば実証で、弱く拍動していれば虚証である。

（注二）分刺とは九刺の中の一手技である。古代から伝わる刺鍼方法に九刺というのがあり、遠道刺、輸刺、大瀉刺、分刺、絡刺、経刺、毛刺、焠刺、巨刺の九種類をいう。
遠道刺とは病が上にあれば下の経穴を取る手技である。
輸刺とは手足の末端にある五行穴を取る手技である。
大瀉刺とは鈹鍼を用いて外癰を除去する手技である。
分刺とは筋肉に刺鍼する手技である。
絡刺とは絡脈の血脈に刺鍼する手技である。
経刺とは経絡に刺鍼する手技である。
毛刺とは浅刺する手技である。
焠刺とは鍼を焼いて刺鍼する手技である。

巨刺とは病が右にあれば左に取穴し、病が左にあれば右に取穴する手技である。九刺が登場してきたので十二刺も紹介しておく。十二刺は傍鍼刺、賛刺、浮刺、偶刺、陰刺、報刺、恢刺、短刺、輸刺、斉刺、揚刺、直鍼刺の十二種類である。


傍鍼刺とは病のある部位に直刺し、その横にもう一本の鍼を刺す手技である。

賛刺とは毫鍼を用いて刺鍼と抜鍼を何度も繰り返して外癰を除去する手技である。

浮刺とは直刺ではなく斜刺する手技である。

偶刺とは病のある部位と同じ高さの胸腹部と背腰部から刺鍼する手技である。

陰刺とは左右の太谿を取穴する手技である。

報刺とは痛む部位に刺鍼し、次に痛む部位を探し当てて再び刺鍼する手技である。

恢刺とは痛む部位に刺鍼し、鍼尖を前後左右のいずれかに転向させる手技である。

短刺とは深く刺鍼して骨まで達したら鍼尖で骨をなでる手技である。

輸刺とは熱のある部位に深刺して邪熱を除去する手技である。

斉刺とは病のある部位に一本刺鍼し、その前後左右のいずれかから二本刺鍼する手技である。

揚刺とは病のある部位に一本刺鍼し、その前後左右に四本刺鍼する手技である。

（注三）半刺とは五刺の中の一手技である。五刺には関刺、豹文刺、合谷刺、半刺、輸刺の五つがある。それぞれが五臓に対応していて、関刺は肝、豹文刺は心、合谷刺は脾、半刺は肺、輸刺は腎に対応している。

関刺は肝が司る筋に対応していて、関節に刺すことである。

豹文刺は心が司る脈に対応していて、刺鍼すると点状に出血することから命名された。

合谷刺は脾が司る肌肉に対応していて、筋肉を目がけて三本の鍼を鶏の足のように刺す。

半刺は肺が司る皮に対応していて、まるで毛を抜くように切皮を繰り返し行う。

輸刺は腎が司る骨に対応していて、骨に至るまで深刺する。

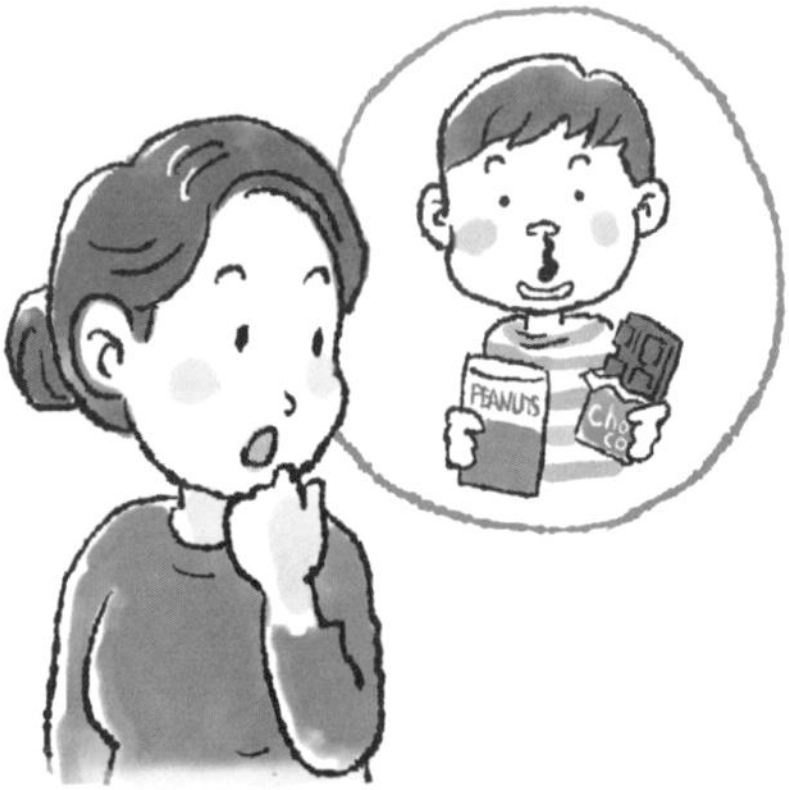

第七章　出血

先生、鼻血は鍼で治りますか？

中医学から診た場合、鼻血は出血というくくりで捉えます。出血には血熱妄行、脾不統血、外邪犯肺、脾胃湿熱、大腸湿熱、肝火上炎、心脾両虚などに分類されます。

血熱妄行を説明していただけますか？

血熱とは血が熱を持った状態のことです。若い人に多いですね。

血熱っていうくらいですから、治療としては血の熱を冷ませばいいんですか？

たとえば冷たいものをたくさん食べるとか…。

血熱にも原因によって色々なタイプがあります。特に多いのは熱邪が侵入してきたもの、飲食過多によるものです。

飲食過多は私にも当てはまりそうです。ハハハ。

経穴は膈兪、脾兪、胃兪、心兪、肝兪、中脘、衝門、足三里、上巨虚、下巨虚、太衝、百会などを中心にとります。それと大事な点は鍼治療と並行して、発汗する（注一）、食事量を控える、有酸素運動を行なうなどを実践することです。運動をすることによって血を消費しますからね。

何か運動をすればよろしいのですね。

そうです。ちなみに、何かを始めるのは春が良いとされています。

春ですか？　四月くらいからでしょうか？

四月からでもいいんですけど、一応春は二月を始めとしますから、二月から少しずつ始めたらいかがでしょうか。

春は二月からなんですか？ 二月はまだ寒いですけど。

立春って聞いたことありますでしょ。文字通り、春が立つ、つまり春が始まる日という意味です。

いわゆる二十四節気（注二）ですよね。

その通りです。二十四節気については一般的に少し誤解があるように感じますが、立春までは冬で、立春が来たら春になるという意味ではありません。

どういう意味でしょうか、立春って。

立春というのはそもそも、その日から春の気が起こる日とされています。しかし現実は寒さの方が勝っていますが…。

先ほど先生は二月から運動を始めたほうがいいとおっしゃいましたけど、その理由は何ですか？

春は発陳《はっちん》と呼び、早寝早起きを心がけて、まずは散歩から始めます。そして冬の間に計画しておいたことを実行する時期であると『黄帝内経素問』（注三）という本に載っているんですよ。これが春の適切な過ごし方、つまりは養生法ということになりますね。

わかりました。よく考えてみたら、太陽の動きを意識して行動すればいいみたいですね。

おっしゃる通りです。ここにも中医学の陰陽の原理が隠されているんです。

これからの生活に活かしていきたいと思います。ありがとうございました。

◇

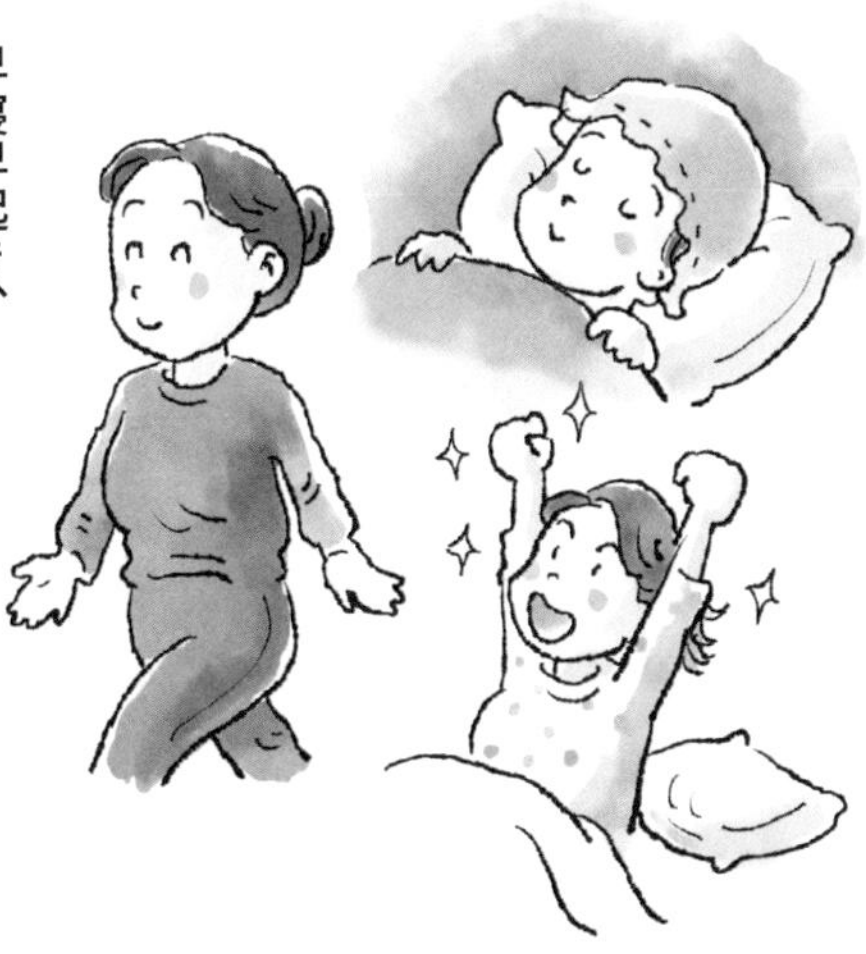

（注一）発汗に関して注意することがある。それは短時間に大量の汗をかいてはいけないということである。

長時間をかけてじわっと汗が出てくるような運動を行なうのが理想である。そして有酸素運動については晋の時代に活躍した葛洪という人物は、「汗を流すまで行う運動は過度である」と『抱朴子』の中で説いている。

（注二）一年を二十四に分けることを二十四節気といい、立春、雨水、啓蟄、春分、清明、穀雨、立夏、小満、芒種、夏至、小暑、大暑、立秋、処暑、白露、秋分、寒露、霜降、立冬、小雪、大雪、小寒、大寒からなる。

（注三）『黄帝内経』と呼ばれる書物は『素問《そもん》』と『霊枢《れいすう》』からなる。『素問』も『霊枢』も八十一篇から成り、現在の中医学の基礎を成す書物である。残念ながら原本は現存していない。両書とも作者は不明である。『七略《しちりゃく》』という書物は輯略《しゅうりゃく》、方技略《ほうぎりゃく》、詩賦略《しぶりゃく》、六芸略《りくげいりゃく》、諸子略《しょしりゃく》、兵書略《へいしょりゃく》、術数略《じゅっすうりゃく》の七つから成り、この中の方技略は医経《いけい》、経方《けいほう》、房中《ぼうちゅう》、神仙《しんせん》から構成されている。さらにこの中の医経は『黄帝外経《こうていがいけい》』『黄帝内経《こうていだいけい》』『扁鵲外経《へんじゃくがいけい》』『扁鵲内経《へんじゃくだいけい》』『白氏外経《はくしがいけい》』『白氏内経《はくしだいけい》』『傍篇《ぼうへん》』から構成されていて、ここで初めて『黄帝内経』という文字を確認することができるのである。

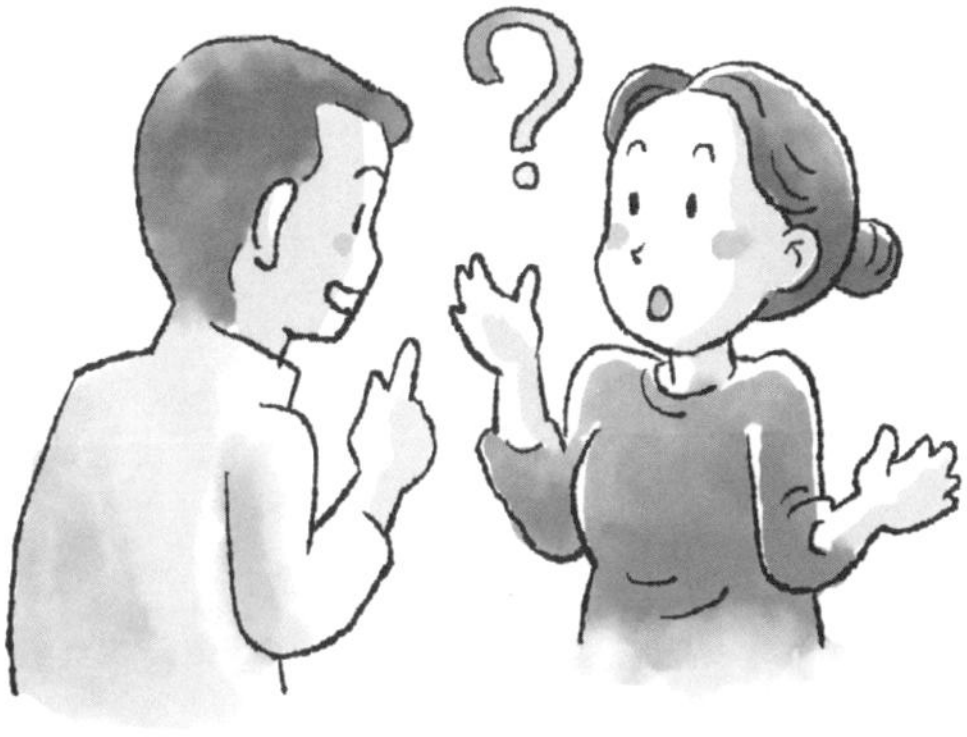
先生、そもそも
痛みって
なんでしょうか?
なかなか
いい質問ですね。

第八章　痛み

痛みの本質は大変捉えにくいものですね

どんな病気でも痛みは伴うものですか？

なかなかいい質問ですね。全ての病気に痛みが伴うわけでもありません。痛みのない病気もありますからね。

そうですね…痛みとは何でしょうか。柱に頭をぶつけた時でも、恥ずかしいと思ったらあまり痛みを感じないこともありますしね。

中医学から診た場合、痛みとはだいたい三つに分類されることが多いです。寒邪阻経、湿邪阻経、不通則痛です。ただしこれらは急性の痛みではなく、どちらかといえば慢性的な痛みの分類ですね。寒邪が経絡の流れを阻害して痛みが起こるのが寒邪阻経です。湿邪も同様ですけど、湿邪はほとんどが関節の痛みを起こすのが特徴です。

不通則痛とは「通じない所に痛みあり」という意味で、血の流れが悪い所は痛むという意味です。

どのような病気がこの三つに当てはまりますか？

寒邪阻経は坐骨神経痛がわかりやすいと思いますし、湿邪阻経は膝関節炎が該当します。不通則痛は全身どこにでも起こります。

痛んだら鍼の方がよろしいのですか？ それともお灸ですか？ あとはマッサージとかはどうですか？

鍼、お灸、マッサージはその特性をいかして使い分けることが重要です。たとえば寒邪阻経の場合ならお灸がよく効きます。また痛み全般について言えば鎮痛効果が一番強いのが鍼です。マッサージも鎮痛効果がありますが、筋肉をほぐす効果が一番優れていると思っていただければよろしいかと思います。

今さらですが…、鍼ってなぜ痛みに対して効くんですか？

科学的な言い方をしますと「脳内麻薬様物質が働くからだ」と言えます。ただしこの分野はまだまだ研究段階なんです。

のうないまやく（注一）？

そうです。エンドジーナス・オピオイドペプチドという場合もあります。エンケファリン、エンドルフィン、ネオエンドルフィン、ダイノルフィンなどが有名ですね。

初めて聞くものばかりですので、説明していただけますか？

そうですね、あまり頻繁に聞くことはありませんね。この分野の研究はカリフォルニア大学サンフランシスコ校の教授だった李卓皓《リーチョハオ》という方が、副腎皮質という器官から分泌される副腎皮質刺激ホルモンの研究をしている際に、脂肪に反応するホルモンを見つけたことに端を発します。このホルモンは「リポトロピン」と名付けられました。一九六四年のことです。

痛みとホルモンの関係ということですね。

モルヒネっていう言葉を聞かれたことありますでしょ？

痛みを緩和する成分のことですよね。

そうです。劇的に痛みを止める薬として現在も使われています。そのモルヒネを投与すると効果があるということは、人間の体にはモルヒネの受容体があるということになります。どんな物質でも受容体と結びついて効果が発揮されるわけですから。ではなぜ人間はモルヒネの受容体を持っているのか。人生のうちでモルヒネなんて体の中に入って来る確率はほぼゼロに近いというのに。

そう言われてみればそうですよね。

そこで研究者達は考えました。もしかして体のどこかにモルヒネか、もしくはモルヒネに似た物質があるのではないのかと。そしてその受容体が発見されると、俄然この分野の研究が盛んになりました。つまり受容体があるということは、絶対にモルヒネに似た物質があるに違いないということで、いわゆるモルヒネ様物質発見レースが始まったのです。

なぜレースになったのですか?

研究者達は一番最初に見つけるということの意味をよく知っていたんですね。命名権も与えられますしね。

なるほど。で、レースの方はどうなりましたか?

一九七五年から続々と見つかりました。
一九七九年には日本人研究者もその名を連ねています(注二)。

それらの物質がどこに分泌されて、どのように働くのですか?

まだわからない部分が多いんですけど、それらの物質は脳、小腸などに多く存在すると言われています。また鍼をするとそれらの物質が脊髄に作用して痛みを感じなくさせてくれるとも言われています。元々体内にある物質なので副作用も少なく、安全性は投与する薬より高いというわけです。これがいまのところなぜ鍼をしたら痛みが治まるのかという答えになりますね。

よくわかりました。つまり鍼をすると、麻薬によく似たホルモンが分泌されて痛みが和らぐというわけですね。

そうです。
ところで鍼麻酔って聞いたことありますか？

いえ、ありません。

少量の麻酔薬と鍼によって麻酔効果を得られるのです。私はこの手術を実際に行なったという中国の外科医と懇談したことがあります。確かに鍼麻酔は存在すると実感しました。この外科医は北京にある中日友好医院の元副院長という方で、私はその弟子にしていただきました。

先生がお弟子さんに？

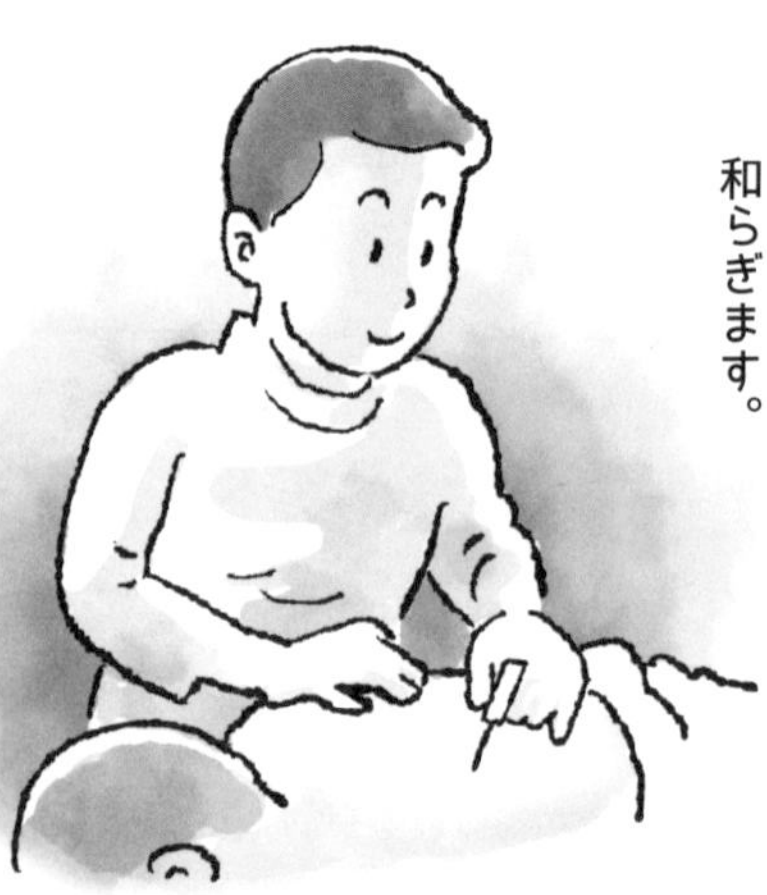

ええ。私が北京を訪れた時はすでに高齢でしたが、話される内容は非常に中身が濃く、その後の私の臨床に役立つものばかりでした。その先生は内臓の病気にもよく鍼を使用していましたね。

鍼は痛みを止めるばかりじゃないということですね。

鍼は痛みを止めるばかりではありません。体表に刺激を加えると、その刺激は内臓まで届きますから、この原理を利用して内臓病を治そうというのも鍼の利点ですね。

これもまだ研究段階なんですが、体表に与えられた刺激は神経を介して脊髄を経由して内臓まで到達します。逆に内臓からの信号はこの逆の経路を通って体表に到達すると考えられています。

体表を刺激すると内臓に効くというのは何かの本で読んだことがあります。人体って奥深いですね。今日は大変いい勉強になりました。

◇

（注一）脳内麻薬様物質とは脳内で分泌されるホルモンの一種で、鎮痛、高揚、多幸の感覚を得ることができると言われている。これら脳内麻薬様物質はナロキソンと拮抗する。種類としてはエンケファリンにはメトエンケファリン、ロイエンケファリンがある。

エンドルフィンにはαエンドルフィン、βエンドルフィン、γエンドルフィンがある。

ネオエンドルフィンにはαネオエンドルフィン、βネオエンドルフィンがある。

ダイノルフィンにはダイノルフィン八、ダイノルフィン十三、ダイノルフィン十七、ダイノルフィン二十四、ダイノルフィン三十二がある。ダイノルフィンは種類が豊富で、ダイノルフィン八にロイエンケファリンを加えたものがダイノルフィン十三で別名ダイノルフィンBという。ダイノルフィン十七が別名ダイノルフィンAで、これにリジン、アルギニン、ロイエンケファリンを加えたものがダイノルフィン二十四である。そしてダイノルフィンAにリジン、アルギニン、ダイノルフィンBを加えたものがダイノルフィン三十二になるのである。

（注二）日本人研究者が発見した物質は「ネオエンドルフィン」という。モルヒネの鎮痛効果の約五倍の麻薬活性を有するのがβ - エンドルフィンで、そのβ - エンドルフィンの約五倍の麻薬活性を示すのがこのネオエンドルフィンである。つまりネオエンドルフィンはモルヒネの約二十五倍の麻薬活性を示すことになる。

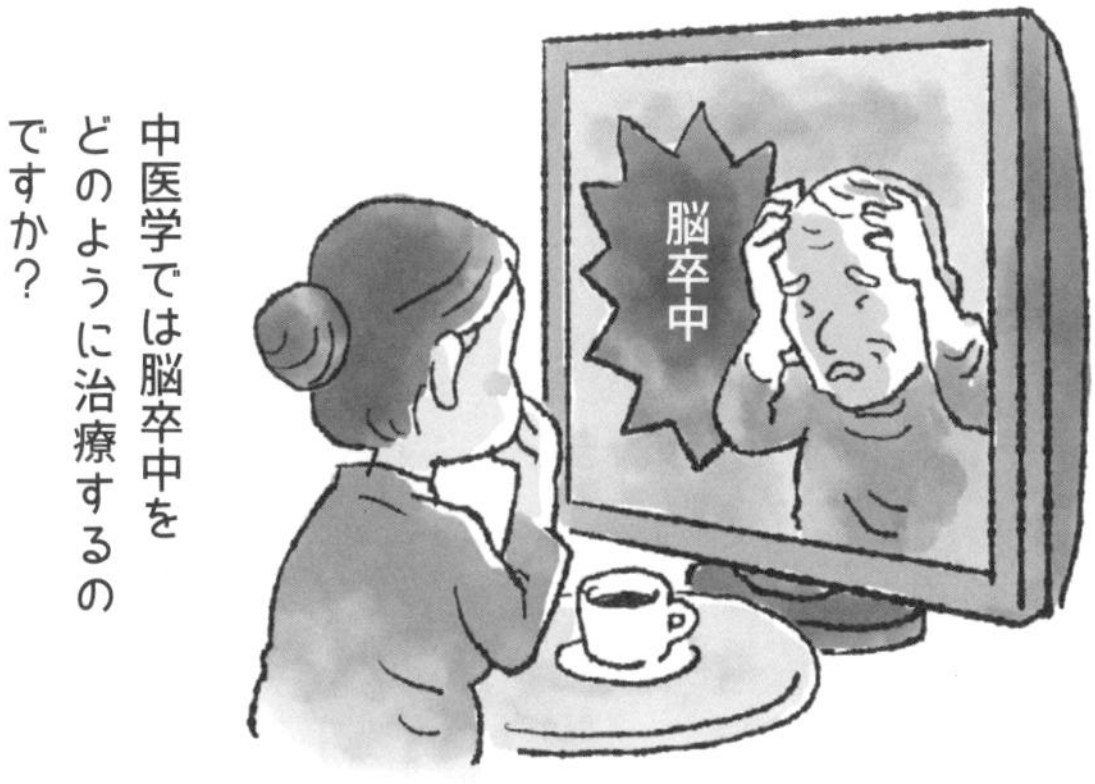
中医学では脳卒中をどのように治療するのですか？
脳卒中

第九章　脳卒中

最近、脳卒中が増えてきているとテレビで見ましたけど、中医学ではどのように治療するのですか？

そうですね、高齢になるにつれてそういう病気は増える傾向にありますね。私は早期発見と早期対応が全てだと考えています。

脳卒中のことを中医学では「中風」と呼び、肝風内動《かんぷうないどう》（注一）に分類します。

かんぷうないどう？

肝風内動には四つありまして、四つとも急性で人体を侵すのが特徴です。

予防はできるものですか？

脳卒中ってなったらもう治らないとかよく聞きますけど。

治らないことはありませんが、大変な努力は要求されますね。だから中医学では脳卒中になる前に、その前兆を察知して予防することを重視しています（注二）。たとえば肝風内動の中の陰虚生風というものは陰虚によって生じますので、それを予防するためには睡眠をたっぷりとるとか、肝火上炎は高血圧とも絡んできますので、血圧について注意するとかですね。

経穴はそれぞれ違うんですか？

たとえば肝腎陰虚だと陰を補う経穴を取りますし、血虚正風だと血を補う経穴を取るようにします。

じゃあ、一言で「脳卒中に効く経穴は何ですか？」と聞かれても、先生は困るわけですよね。よく本屋さんで売られていますよね、「脳卒中に効く百のツボ」のような本が。

そうなんです。脳卒中と言っても「証」（注三）を決めないと経穴が決まらないんです。

証とは何ですか？

証とは、つまり患者さんの体がどんな状態になっているのかを説明する中医学の用語です。

先ほどの肝風内動というのが証に当たるわけですよね？

そうです。

中医学は病名で判断しないんですね。

まさしくその通りです。中医学は病名ではなく、証によって治療方針を決定します。だから同じ病名でも違う経穴を取ることもありますし、違う病名でも同じ経穴を取ることもあります。これを「同病異治」「異病同治」と呼びます。

「同病異治」「異病同治」この点が中医学の特徴ですね。

このポイントをもっと皆さんに知っていただければ、中医学の本質がわかっていただけると確信しています。

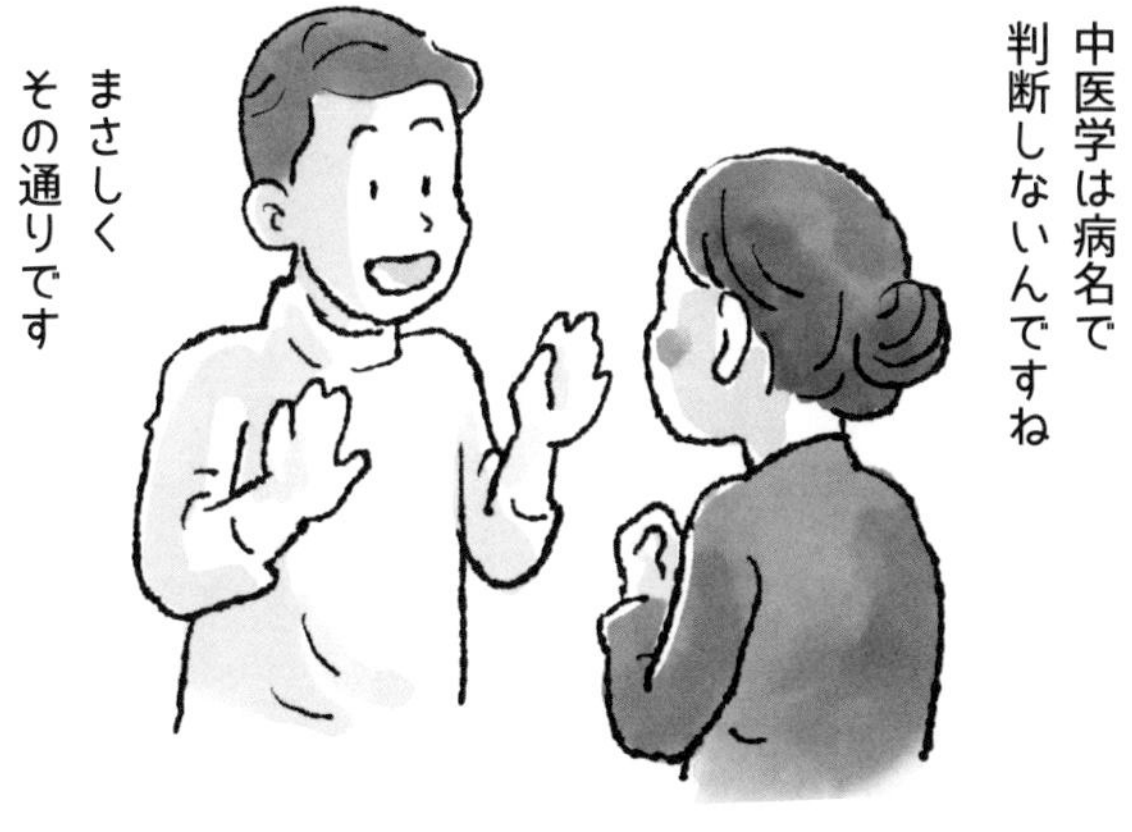
中医学は病名で
判断しないんですね
まさしく
その通りです

今日は色々教えていただきありがとうございました。

◇

（注一）肝風内動には、血虚正風、陰虚生風、肝陽化風、熱極生風の四つがある。血虚正風は血が不足して起こるものである。陰虚生風は陰が不足して起こるものである。肝陽化風は肝陽が内風となり起こるものである。熱極生風は熱邪が人体を侵して起こるものである。

（注二）中医学は治療だけでなく予防においても力点を置いている。病気として発症する前にはその前兆となる症状が現れるから、その症状を察知して発症する前に治療を始めるのである。これを治未病と呼んでいる。つまり不定愁訴として症状を訴えている時に、これから起こるであろう病を予想して適切に処置していくことが治未病の本質である。『黄帝内経』ではこういう施術者を上工と呼んで高く評価している。

（注三）証を決定することを弁証という。そしてその証に基づいて治療していくことを論治という。この弁証論治が整体観念（人体をどのように見ているかということで、中医学では各器官は別々に存在しているが、それぞれはお互いにつながりを持って存在していることと、全宇宙と同調して存在していることを指す）と並ぶ中医学の最大の特徴である。

知人の足のむくみについて相談があります。

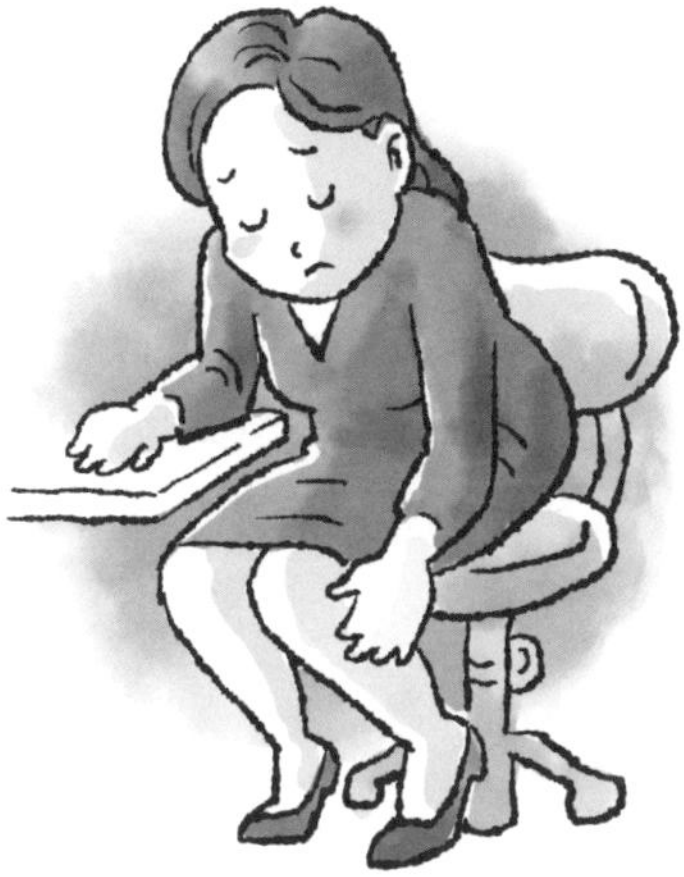

彼女は事務職で、一日中座って仕事をしているようです。

第十章　浮腫《むくみ》

ちょっと私の知人女性のことで相談があるのですが。

いいですよ、何でも聞いてください。

知人は今年四十五歳になるのですが、最近足にむくみが出るらしいんです。

その方はどんな仕事をされていますか？

仕事は事務職で、一日中座って仕事をしているみたいです。

寒がりタイプですか？　それとも暑がりタイプですか？

結構寒がりだと思います。

腰痛は見られますか？

腰痛はあまり聞いたことがないですね。

痩せてらっしゃいますか？　それともポッチャリされてますか？

そんなに痩せてもいないし、太ってもいませんね。いわゆる中肉中背といったところです。

食べることが好きな方ですか？

食べるのは大好きだと思います。

毎日なにかの運動はされていますか？

運動はまったくしてないと思います。トレーニングジムにでも行けば？といつも勧めていますけど…。

なるほど。もちろん証を決定するためには直接本人の体を診ないといけませんが、今回は京子さんの話を基に浮腫のお勉強ということで、話をしてみますね。

はい、お願いします。

中医学から診た場合、浮腫には次の三種類が考えられます。肺気不宣、脾虚失運、腎陽虚です。

肺と脾と腎ですね。

そうです。その方はおそらく肺気不宣の可能性が大です。

それはなぜですか？

もし脾虚失運なら食欲低下、痩せる、胃痛などの症状が顕著に現れますし、腎陽虚なら腰痛が現れやすくなります。運動不足や座りっぱなしのお仕事をされていることから気虚になりやすいと判断して、今回は肺気不宣の可能性が高いと判断しました。

肺気不宣の原因はなんでしょうか？

肺は宣発と粛降を司ると言われています。宣発とは水分を体外に汗として排出することで、粛降とは水分を尿として排出することです。

だから先生は運動するかどうかを尋ねられたというわけですね。

その通りです。肺気不宣なら肺兪、太淵、経渠、中府、神蔵など、肺に関係する経穴を取ります。

普段の生活で気を付けることはありますか？

肺は気を司ると言われていますので、まずは運動をされることをお勧めします。運動と言ってもいろいろありますが、この際気をつけるのはＴＤＳですね。

ＴＤＳ？

ＴＤＳとはTime、Distance、Slowの略で、つまりは時間をかけて、長距離を、ゆっくり移動するっていうことです。これはランニングにもウォーキングにも当てはまります。そして大事なことは晋の時代の葛洪が言うように、発汗したらやりすぎだということです。あまり汗をかかない程度にとどめて運動することが養生だというわけです。養生には学派がありますが（注二）、まずは無理のない運動から始めてみてはいかがでしょうか。

汗をたくさんかくことがいい運動だと勘違いしていました。

中医学の養生法からすると汗をあまりかかないこと、そして呼吸のリズムを乱さないこ

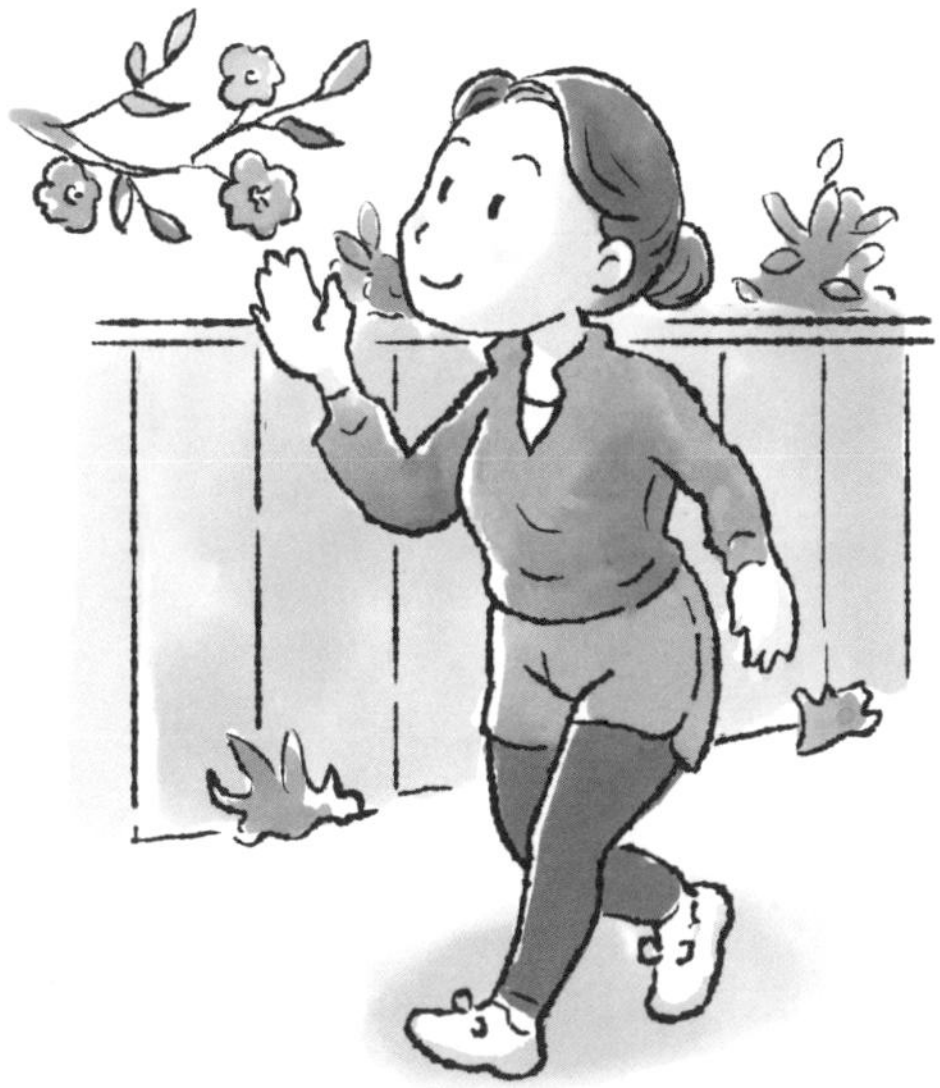
時間をかけて、長距離を、ゆっくり移動する。それがＴＤＳです。

とが養生を意識した運動になります。

よくわかりました。ありがとうございました。

◇

（注一）中医学から見た養生には二種類ある。動による養生と静による養生である。前者は華佗《かだ》によって推奨され、後者は老子、荘子、葛洪などが推奨した。

華佗は五禽戯《ごきんぎ》を創作し、虎、鹿、猿、熊、鳥の動きを真似た体操を普段の運動療法の中に取り入れた。また華佗は現在でいうところの麻酔薬を開発した人物として取り上げられていて、その薬を麻沸散《まふつさん》と呼ぶ。こういった彼の業績をたたえて脊柱の両端のツボを「華佗夾脊穴《かだきょうせきけつ》」と命名されたほどである。

老子と荘子は無為自然が養生の真髄であると提唱した。孔子が唱えた「人はこうあるべきだ」とか「こう生きなければならない」といった人為的な教えではなく、天に則ったあるがままの姿を目指す道こそが養生であると説いたのである。その後彼らの教えは「老荘思想」と呼ばれて後世まで伝えられていった。

葛洪は恬淡虚無を養生の真髄とした。彼は道教の影響を大きく受けていたので、煉丹《れんたん》にその重点を置いた。煉丹とは外丹と内丹に分類され、外丹とは硫化水銀を主原料とした仙薬を服用することで、内丹とは体内に流れる気を養うことを指している。この内丹が時代を経て発展していったものが気功であると言われている。

第五部「西洋医学編」

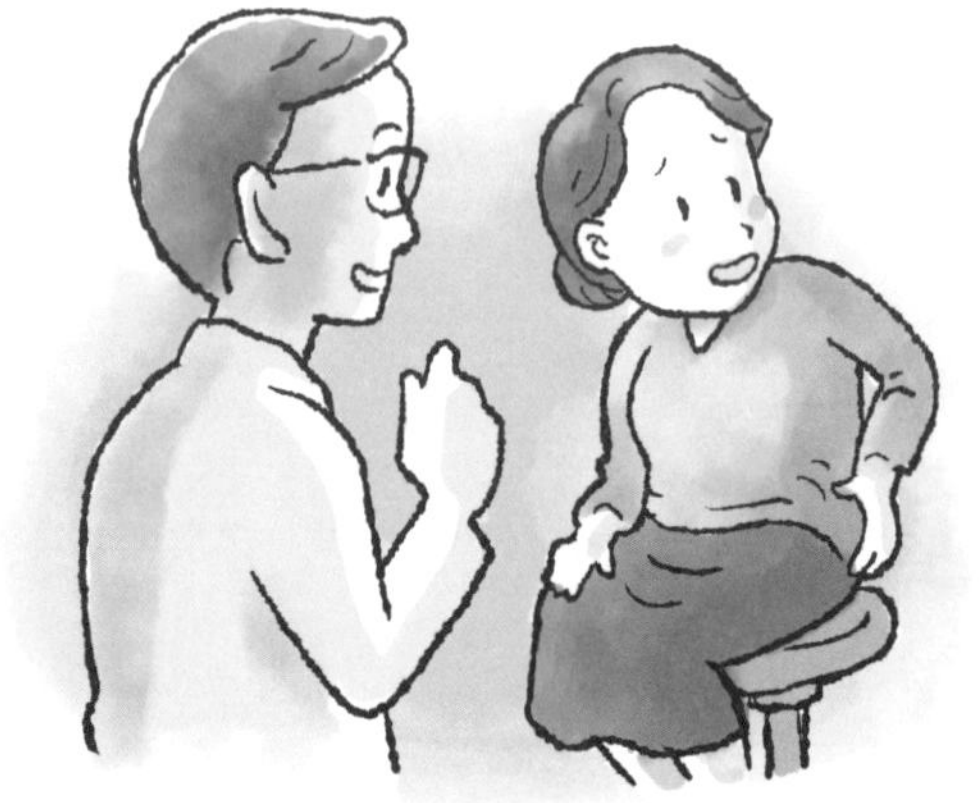
今日の朝起きたら腰が痛くて。診ていただけませんか。

第一章　腰痛

先生おはようございます。

おはようございます。今日はどうされましたか？

今日の朝起きたら腰が痛くて。診ていただけませんか。

痛くなったのはいつからでしょうか？
どこかで打撲したとか、何か心当たりはありますか？

いえ、特にありません。

レントゲン撮影したいのでレントゲン室に入っていただいてよろしいですか？

（レントゲン撮影中→撮影後）

まず骨折はしていませんね。しかし腰椎が側弯傾向にあります。それほど軟骨は擦り減っていないみたいです。

ただし骨棘《こつきょく》が少し見られますね。足のしびれとかはありますか？

しびれは特にありません。

先生、安心しましたが、原因は何でしょう？

腰痛を起こす原因となるものは、腰椎椎間板ヘルニア、腰椎すべり症、腰椎分離症、脊柱管狭窄症、変形性腰椎症などが多いんですが、今回はその中の変形性腰椎症だと思います（注一）。今日は痛み止めの注射（トリガーポイント注射）をしておきますね。それと痛み止めの薬を出しておきますから、必ず飲んでくださいね。それから、もしもの場合のために、痛み止めと一緒に胃薬を出しておきます。

先生、腰痛の検査方法としてはレントゲン以外にどのようなものがありますか？

やはり、ＣＴやＭＲＩのような先端の機械を使って検査すると、より一層詳しくわかりますね（注二）。

今はその検査の必要はありますか？

痛みが続くようであればそれも検討していく必要があると思います。

じゃあ、三日後くらいにもう一度来てみてください。経過を見たいですから。

わかりました。ありがとうございました。

（三日後）

先生、こんにちは。

こんにちは。腰の調子はいかがですか？

痛みはすっかり治りました。

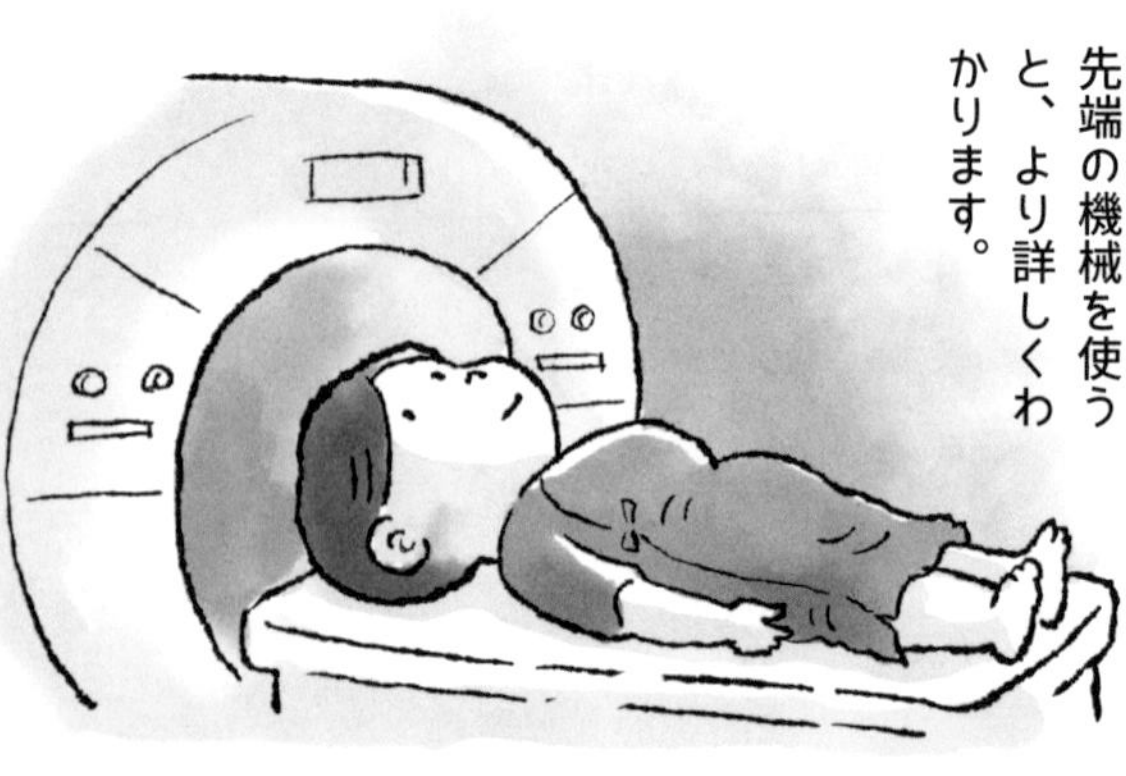

CTやMRIなど先端の機械を使うと、より詳しくわかります。

よかったですね。薬もちゃんと飲んでいただけましたか？

はい。言われた通りに。

また痛むようなら来てください。

はい、ありがとうございました。

◇

（注一）椎間板ヘルニアとは、椎骨と椎骨の間にあって、クッションの役割をする椎間板の中にある髄核が外に出てしまって痛みを起こすものをいう。原因としては激しいスポーツ、長時間及び長期間の中腰で急に重い物を持ち上げることなどが指摘されている。検査はＭＲＩが最もポピュラーである。治療としては手術、痛み止めの注射（トリガーポイント注射または硬膜外ブロック注射）もしくは薬、コルセットなどがある。

腰椎すべり症とは、腰椎が前方へ滑り出して痛みを起こすものをいう。原因は不明な点が多いが、腰椎を固定している靭帯などが加齢により緩んで固定できなくなって起こるというのが一般的な理解である。検査はレントゲン、ＭＲＩ、ＣＴなどが使用される。治療としては手術、痛み止めの注射もしくは薬、コルセットなどがある。

腰椎分離症とは、過度のスポーツなどによって椎骨が疲労骨折を起こして痛むものをいう。検査はレントゲン、MRI、CTなどが使用される。治療としてはまずは安静を心がけ、必要な時は手術等が行われる。

脊柱管狭窄症とは、脊柱管が狭くなり脊髄が圧迫されて痛みを起こすものをいう。原因としては加齢、骨や靭帯の変性などが指摘されている。検査はレントゲン、MRI、CTなどが使用される。治療としては手術、痛み止めの注射もしくは薬、コルセットなどがある。椎間板ヘルニアや脊柱管狭窄症による腰痛は、リハビリを行なうと六割から七割の確率で自然治癒すると言われている。

変形性腰椎症とは、腰椎が変形することによって痛みを生むもので加齢が原因していることが多い。治療としては手術、痛み止めの注射もしくは薬などがある。

(注二) CTはレントゲンと原理を同じくする検査方法で、骨や脳動脈等の状態を診る点において優れていて、検査時間も短く緊急の場合の検査方法として用いられることが多い反面、放射線被爆の欠点を有する。

CTと比較される検査方法としてMRIがある。これは磁気を利用して検査する方法である。あらゆる角度の断層写真を見ることが可能な点が利点として挙げられるが、反対に検査に時間がかかる点や検査の範囲が狭い等が欠点として挙げられる。

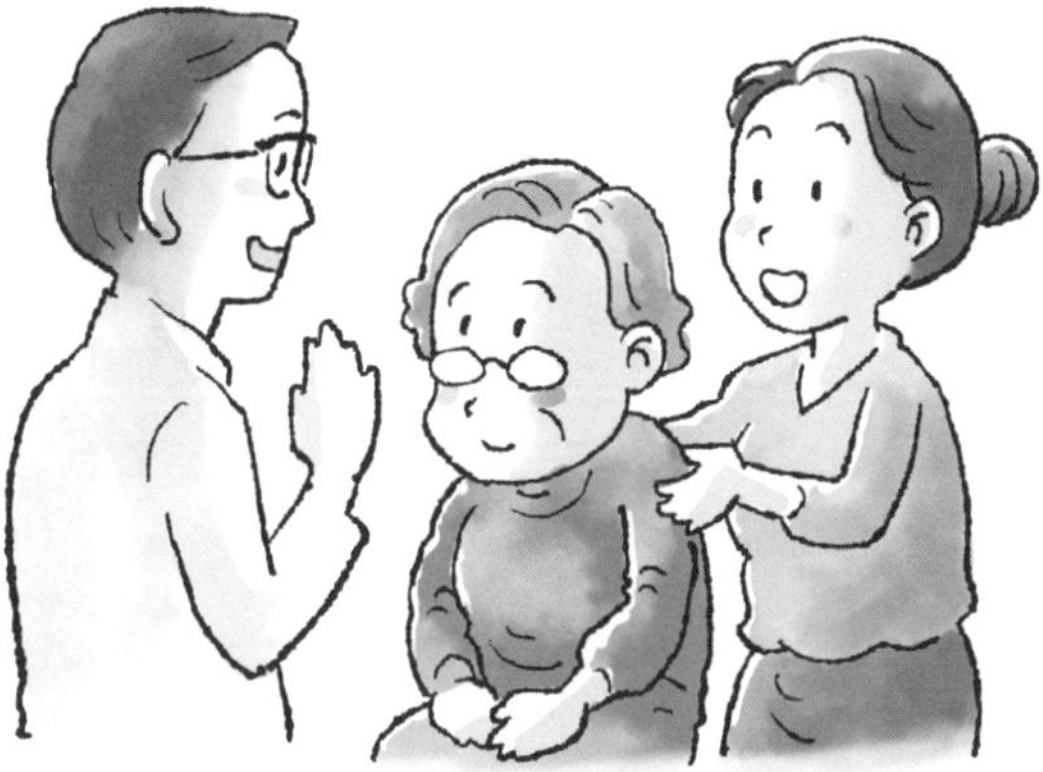
先生こんにちは。
今日、診ていただきたいのは
私の母なんです。

第二章　膝関節痛

お母様がどうされましたか？

膝が痛くて仕方がないって言うもので。

こっちに来てこの椅子に座ってみてください。

母はかなり耳が遠いもので、私が代わりに説明します。

今まで膝に水が溜まったことありますか？

数年前に一度溜まったことがあります。その時は痛みもあまりなく、気がついたら腫れも引いていましたので、そのままにしておきました。

まずはレントゲン写真を見てみたいと思います。看護師さん、お母様をレントゲン室まで連れて行ってあげてください。

（レントゲン撮影中→撮影後）

これがお母様の膝のレントゲン写真なんですけど、膝の軟骨がかなり少なくなっています（注一）。それに関節腔といって関節の中が狭くなっていますね。

これですね。

こうなると、膝の骨と骨がぶつかり合って痛みが出てくるんですよ。いわゆる変形性膝関節症と呼ばれるものです。

なるほど。

それにここを見てください。棘のように尖っているでしょ。これを骨棘といって、これも痛みの原因になるんですよ。

変形性膝関節症の原因はどのようなものがありますか？

まずは加齢ですね。それとカルシウム不足とか日光に当たる時間が極端に少ないとかが考えられます。ビタミンDの不足もよく言われます。

カルシウムを補うためには、やっぱり牛乳だとおもうんですが、ビタミンDは何に多く含まれていますか？

はい。やはりカルシウムといえば牛乳ですね。ビタミンDは魚介類や茸類に多く含まれています。

先生、治療はどんなことをするんですか？

症状が軽ければ痛み止めの薬を飲んでいただくか、湿布を貼ってもらうかです。膝に水が溜まっていれば抜きます。ケースによってはヒアルロン注射（注二）をする時もあります。

手術という選択肢はありますか？

お母様の場合は年齢を考えて、手術はもっとじっくり考えた方がいいかもしれないですね。今日はヒアルロン注射をして、痛み止めの薬と湿布を出しておきますから、家でこまめに湿布を貼りかえてください。

はい、わかりました。それと母の膝には水は溜まっていますか？（注三）

明らかに溜まっている場合は肉眼でもわかります。見てわからない場合は、膝のお皿と呼ばれる膝蓋骨を足先の方へ左手で圧迫しながら右手で膝蓋骨を上から押すと、膝蓋骨が沈むような感触を得ることでわかります。そうですね、少し溜まっているから抜いておきましょうか。

水を抜いたら癖になるって、よく聞くんですけど…。

確かにいつも抜いていたら、溜まる量が増えてくるという現象は否定できませんね。もちろん、みなさんがそうなるとは限らないですけど。

水ってどんな色をしているんですか？

今抜きますから、見てみますか？

（抜水中）

これがお母様の関節に溜まっていた水です。

透明ではないんですね。

少し黄色を帯びているのが正常です。

母の水は綺麗な方ですか？

はい、綺麗な方だと思います。中には血が混じっている人もいらっしゃいますから。

血が混じっている方はどのような原因が考えられますか？

転倒等によって打撲したことや、若い人であればスポーツのやりすぎ等が考えられます。

なるほど。ところで母はいつも立つ時に足に力がはいらないと言うのですけど…。

立つ時に力が入らないのは、まず足の筋肉が弱ってきていることが考えられます。

どうすればいいですか?

これから私がいう運動を家でやってみてください。まず座った状態から自然に膝を伸ばして、それから膝に力を入れると太ももに力が入りますでしょ。この運動を一日にまずは左右の足十回ぐらいからやってみてください。

一日十回くらいでいいんですか?

慣れたら二十回に増やすとかして工夫してみてください。

それと同じく立つ時にすこしだけですが痛みがあるそうなんです。

立つ時に痛みがあるのは、膝関節の中にある関節液が不足していることも十分考えられます。

この運動を一日にまずは十回ぐらいからやってみてください。

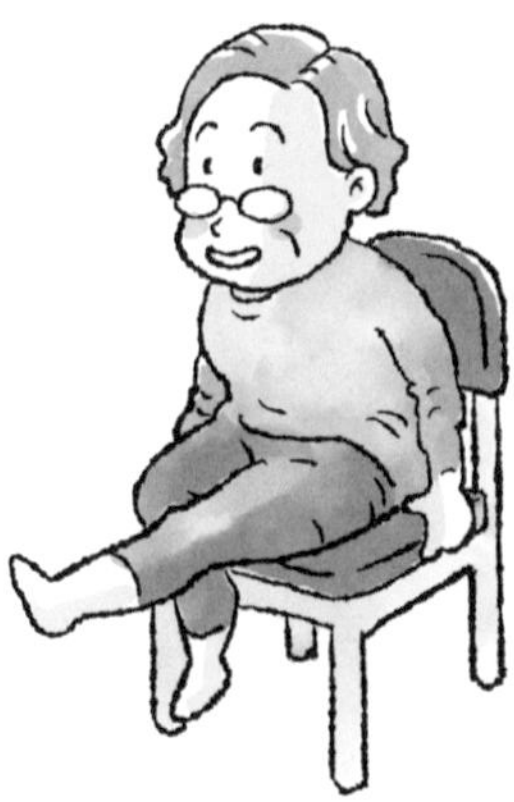

どうすればいいのでしょうか?

先ほど申し上げましたように、関節の中には関節液という粘液があり、この粘液のおかげで関節が滑らかに動いてくれています。この粘液の主成分がヒアルロン酸というわけです。なので、もし膝関節液が不足していると診断しましたら、ヒアルロン酸を注入する治療を選択するのです。

膝関節に注射するのはヒアルロン酸だけですか?

関節リュウマチ等によって炎症がひどい場合はステロイド（注四）を注射する場合もあります。

ステロイドはよく耳にしますね。

炎症に対してとてもよく効きます。しかし重篤な副作用も報告されていますので扱いには要注意です。

母の今後の治療方針はまず足の筋肉をつけることと、もし痛みが激しいようであればヒアルロン酸の注射をしていただくこと、そしてもし水が溜まっていれば抜いていただくことですね。

そうですね。お大事にしてください。

◇

（注一）膝には関節軟骨、前後十字靭帯、内外側副靭帯、内外側半月板等があり、膝が円滑に動くように各々が作用している。しかしこれらの組織も加齢とともに機能減退する運命にある。関節軟骨や内外側半月板が減少してくると大腿骨と脛骨が摩擦して痛みを生じるし、前後十字靭帯や内外側副靭帯が断裂すれば、正常な関節作用が機能しなくなるのである。

（注二）ヒアルロン酸は皮膚、関節、硝子体に多く存在し、保水性が高く粘性が高いので関節では骨同士の摩耗を防ぐ働きをしている。

（注三）関節液の作用は二つある。関節内の潤滑剤の作用と関節軟骨への栄養供給である。関節軟骨は血管を有していないので関節液から栄養を補給してもらっている。

（注四）ステロイドとは本来、人体の副腎という臓器で作られているホルモンである。外用薬、注射薬、内服薬などその活用範囲は広い。特に炎症を鎮める作用に優れている。ただし副作用も報告されていて、満月様顔貌、糖尿病、消化管潰瘍、易感染症などが挙げられている。

第三章　胃痛

おはようございます。今日はどうされました？

おはようございます。今日は胃の調子が悪くて…。

ベッドに横になっていただけますか？

触診してみます。

（触診中）

胃部の痛みといっても、胆石や膵臓病の疑いもありますし、急性虫垂炎も胃部の痛みで発症することもありますので、まずはエコー検査（注二）からしてみましょう。

（エコー検査中）

胃の粘膜に少し突出している所があります。胃の状態をもっと詳しく知るために内視鏡検査を行いましょうか。

内視鏡って口から飲み込むんですよね。飲み込む時のあの嘔吐感が苦手なんですが…。

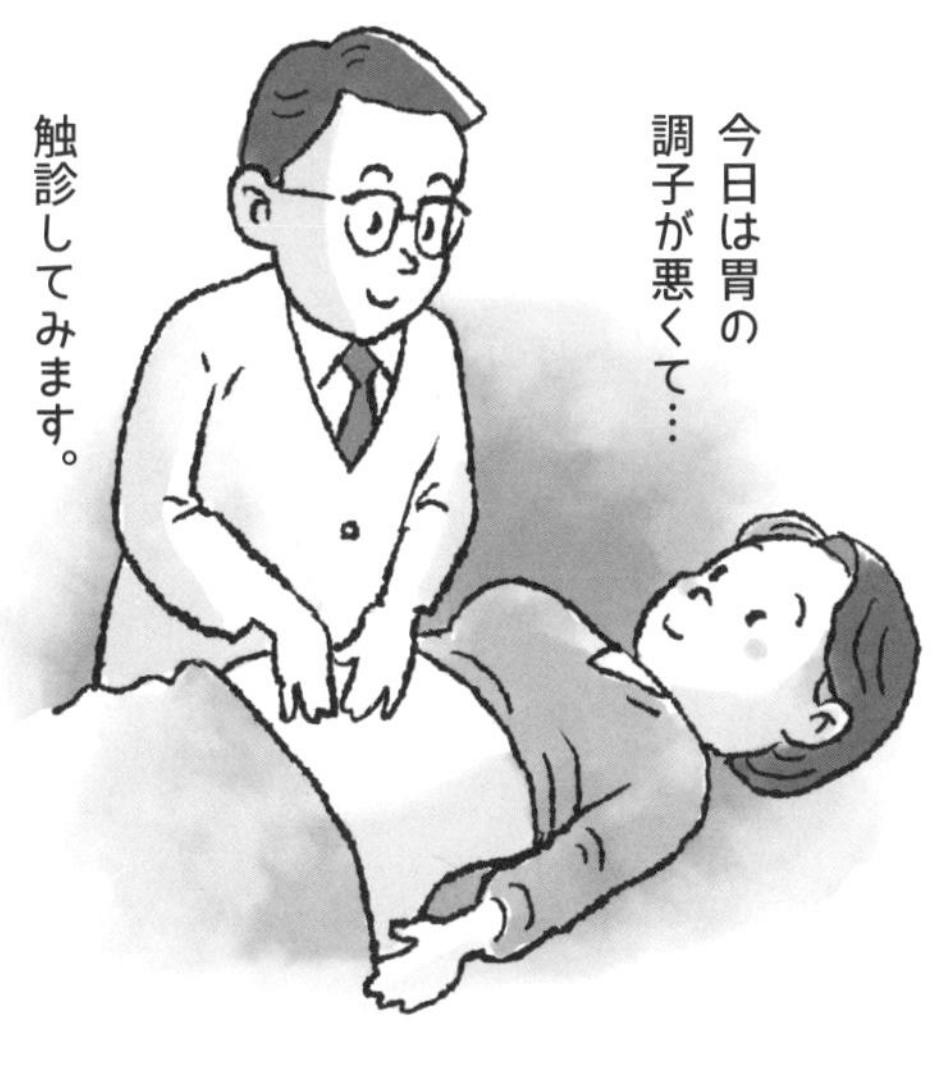

最近は鼻から入れるタイプもありますから、その心配は少なくなりましたよ。

鼻からですか…。痛みはどうですか?

口も鼻も麻酔をしますから直接的な痛みはかなり軽減されると思います。

口からと鼻からとどちらが体に負担をかけないですか?

例えば鼻炎とかを持っている方なら口からの方が無難ですし、嗚咽《おえつ》するのがいやなら鼻からの方が無難だと思います。

内視鏡検査の他に胃の検査はどんな検査がありますか?

バリウムによる透視検査があります。

透視検査について詳しく教えてください。

バリウムを含んだ造影剤を飲んでいただき、バリウムが溜まった部分があれば潰瘍、バリウムを弾く部分があれば腫瘍を疑います。そして特に胃壁の形が乱れているようならば胃癌を疑います。

胃透視検査と内視鏡検査はどう違うのですか？

胃透視検査は写真撮影を行い、現像して胃の中の状態を確認する検査方法です。したがってリアルタイムで胃の中を確認することはできません。内視鏡検査とは、リアルタイムで映像を見ることができるだけでなく、組織を採取したりすること（生検）もできます。胃の中を観察するという点では同じですが、決定的診断は生検のできる内視鏡検査に依らなければなりませんから、内視鏡検査の方が用途範囲は広いということになります。今は胃カメラと呼ばずに内視鏡と呼ぶ西医師が多いですね。

内視鏡検査は今からすぐにしていただけるのですか？

いえ、後日になりますがよろしいですか？

はい。わかりました。

検査前日の夕食は軽めでお願いします。それと午後九時以降の飲食は控えてください。ただし水分は飲んでもかまいません。検査当日は食事、ジュース類、薬などは胃に入れないでください。詳しくはこの紙に書いてありますからよく読んでおいてくださいね。（注二）

（検査当日）

用意はできていますのでこちらへどうぞ。

よろしくお願いします。

消泡剤と麻酔薬を飲んでくださいましたか？

はい。隣りの部屋で飲みました。

ではこのベッドに横になってください。

（内視鏡検査中）

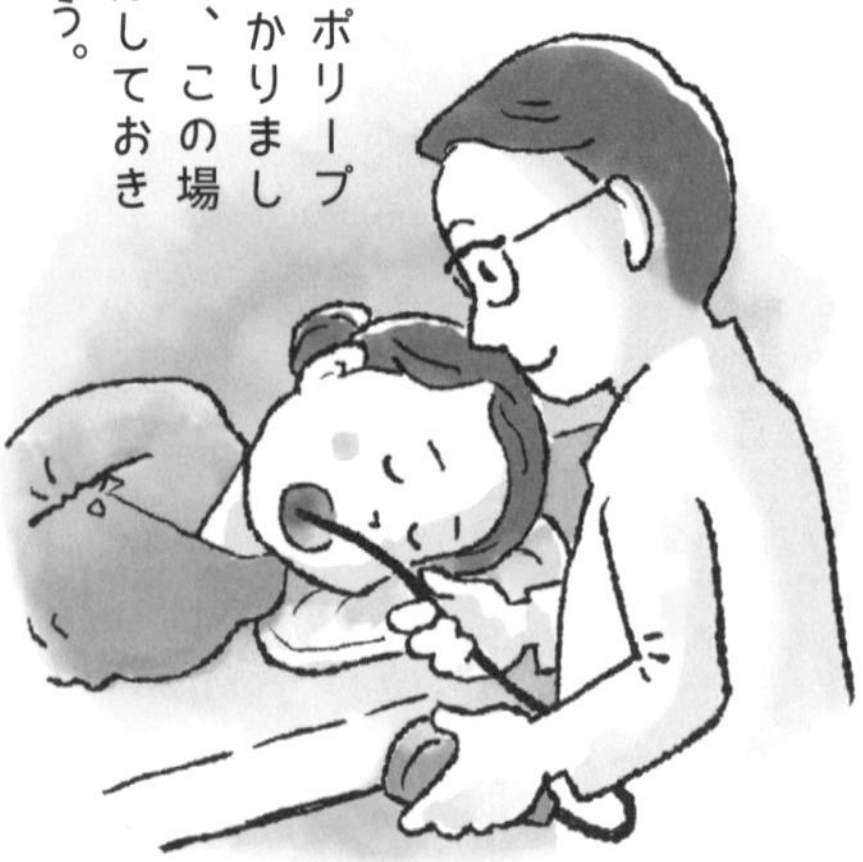

小さなポリープが見つかりましたので、この場で切除しておきましょう。

内視鏡検査

胃が少し赤みを帯びているようですので、胃炎傾向にあるかもしれません。小さなポリープが見つかりましたので、この場で切除しておきましょう。

（内視鏡検査終了）

どうもお疲れ様でした。

思ったより辛くなかったです。

そうですか、それはよかった。

内視鏡検査中でも切除ができるんですか？

それが内視鏡検査の優れている点なんです。内視鏡でポリープを確認したら、生理食塩水と呼ばれる液体をポリープの下に注射して病変部を少し持ち上げます。そして輪状のワイヤーをポリープの上からかぶせて、徐々にその輪を縮めていってポリープを切除します。ポリープは癌に変化する可能性もありますので、発見したら切除する方が良いと思います。

そうなんですね。ところで、そもそもポリープって何ですか？

胃にできるイボのようなものと考えていただいたらいいと思います。

検査中に胃炎傾向とおっしゃいましたが、胃炎について教えていただけませんか？

まず慢性胃炎と呼ばれるものがあります。慢性胃炎のほとんどがピロリ菌（注三）感染によるものと言われています。ピロリ菌感染が確認されたら、除菌療法を受けると良いと思います。神経性胃炎と呼ばれるものは、胃酸が過剰に分泌されて起こる胃炎です。

胃酸について教えてください。

胃酸とは胃液の中の一つで、胃液には粘液、塩酸、ペプシノーゲンがあります。

三つもあるんですか？

そうです。胃液の中でも塩酸は強い酸性で、何でも溶かしてしまいます。これがいわゆる胃酸ですね。

では自分の胃はなぜ溶けないのですか？

それは粘液が分泌されていて自分の胃を守ってくれているからなんですよ。しかしストレス等によって粘液の分泌が抑制されてしまいますと、自分の胃を塩酸から守ることができなくなってしまいます。これが胃潰瘍の始まりです。

健康でありたいのならば常にストレスをためないようにしないといけませんね。

その通りです。

私も仕事によるストレスがかなりきついものですから気をつけます。

内視鏡の検査を受けた後は激しい運動等は控えてくださいね。それと飲酒も当分の間控えてください。

わかりました。ありがとうございました。

◇

（注一）エコー検査は超音波検査ともいい、体の表面に超音波を当てて、臓器から返ってくる超音波を画像にする検査法である。痛みを伴わず、放射線による被爆の心配もないので、人体にとって負担が少ない検査である。

（注二）内視鏡検査を受けるためには幾つかの注意事項がある。まず検査の前夜の夕食は早めに済ませておくこと、当日の朝食は控えること、内服薬については事前に医師に相談することなどである。また検査の前処置として胃の中を洗浄する薬を当日に服用すること、麻酔薬を数分間喉にためておいた後、ゆっくり飲み込む（あるいは吐き出す）ことなどがある。検査後の注意事項としては、帰宅時の車の運転はしないこと、飲食は医師の指導に従うこと、飲酒やコーヒーなどは数日間控えることなどである。

（注三）ピロリ菌とは胃の粘膜に生息するらせん状の形をした細菌である。以前は胃の中は胃酸という強酸性の胃液が存在しているため、細菌が生息できないと思われていたが、近年の研究によると強酸性の環境であっても、ピロリ菌は生息できることが確認されている。このピロリ菌が胃炎、胃潰瘍、胃癌に大きく関係すると推測されている。

第四章　冷え症

先生、こんにちは。今日は年に一度の定期健診ということで寄せていただきました。

こんにちは。お待ちしていました。

先生、私、冷え症がひどくて困っています。冷え症について教えてください。

冷え症は自律神経（注一）に関係していることが多いですね。

自律神経ですか？

そうです。自律神経以外に考えられるのは無理なダイエットや、運動不足等からくる低体温ですね（注二）。無

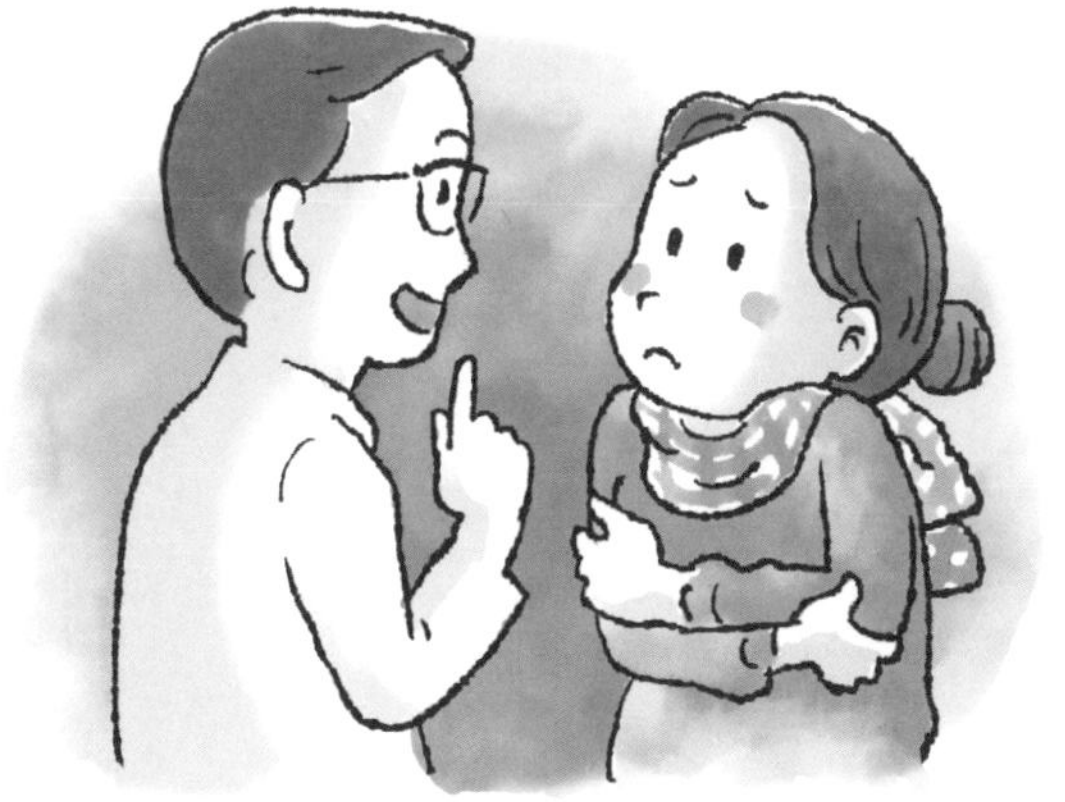
冷え症がひどくて困っています。
冷え症について教えてください。

理なダイエットをすると、貧血を起こしてしまう可能性が充分考えられます。そうすると末端まで血液が回らずに冷え症になるというわけです。蛋白質を多く含む食品を食べると、体温が上がる傾向にありますから、この点も意識して食事をされるとよいかと思います（注三）。

蛋白質を多く含む食品とはどのような食べ物ですか？

やはり肉や魚に多く含まれていますね。

プロテインなんかはどうですか？

市販されている良質のプロテインはオススメですね。

なぜ蛋白質を食べると体温が上がるのですか？

蛋白質は消化するのに時間がかかりますから、たくさんのエネルギーが必要と言われています。その分、熱も生じますので、その熱が体温となるのです。でも蛋白質だけじゃなく、ビタミンやミネラルも忘れずに摂取してください（注四）。

それとご自宅では半身浴もオススメします。

それは私も意識してやっています。温泉は大好きなものですから、主人とよく旅行に出かけると、旅行先でも半身浴を心がけています。

それはいいですね。

あまりお風呂の温度を高くしないで、比較的長い時間湯船につかるようにしています。

そうですね、発汗してしまうと体温が下がりますので、あまりお風呂の温度を高くしない方がいいですね。ダイエット中ということですので、今日はビタミンEを出しておきますね。ビタミンEは血管を拡張させる作用がありますから。

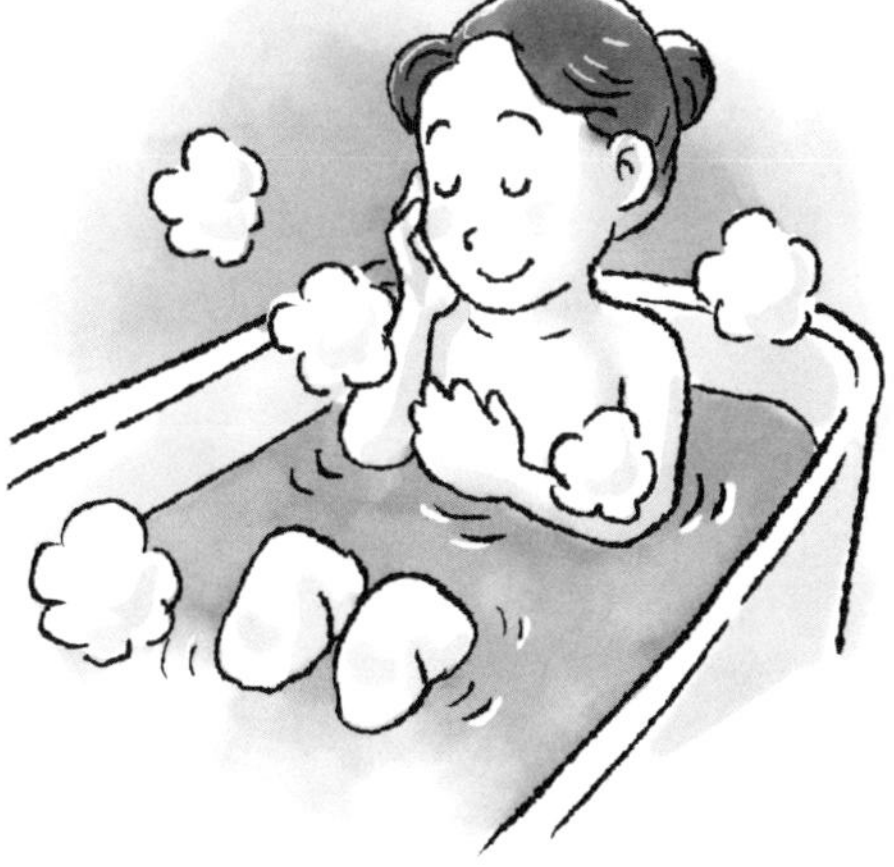

ご自宅では半身浴も
オススメです。

血液の流れが良くなる薬とはどのようなものですか？

冷え症というとやはり四肢末端がよく冷えますでしょ。四肢末端の血管は毛細血管と言いまして、非常に細くて流れが悪くなる傾向にあります。だからその毛細血管が詰まらないようにする薬を飲んでいただくというわけなんです。

なるほど。わかりました、ありがとうございます。

◇

（注一）自律神経とは交感神経と副交感神経という二つの神経をまとめた総称である。交感神経が働けば血管は収縮し、副交感神経が働けば血管は拡張する。したがって冷え症対策としては、副交感神経が働いて欲しいのである。今のところ、自律神経が失調する原因は特定されていないが、一般的にストレスが原因とされている。

（注二）体温を上げるのに貢献しているのは筋肉と肝臓が上位を占めている。特に肝臓に注目が集まっていて、筋肉量を増やすより肝機能を高める方が基礎代謝量を上昇させるのではないかと言われている。この基礎代謝量とは何もしなくても新陳代謝を促進させる運動量のことで、基礎代謝量が高い人は太りにくいと言われている。

（注三）食事をすると吸収された栄養分が分解されるが、この過程で熱を産生する。この産生された熱を食事誘発性熱産生という。どのくらい熱を産生するかは栄養素によって異なり、蛋白質が最も高いと言われている。

（注四）五大栄養素と呼ばれるものは炭水化物、タンパク質、脂質、ミネラル、ビタミンである。ちなみにビタミンB1を世界で初めて発見したのが鈴木梅太郎である。彼は脚気の研究を通してビタミンB1を発見したと言われている。

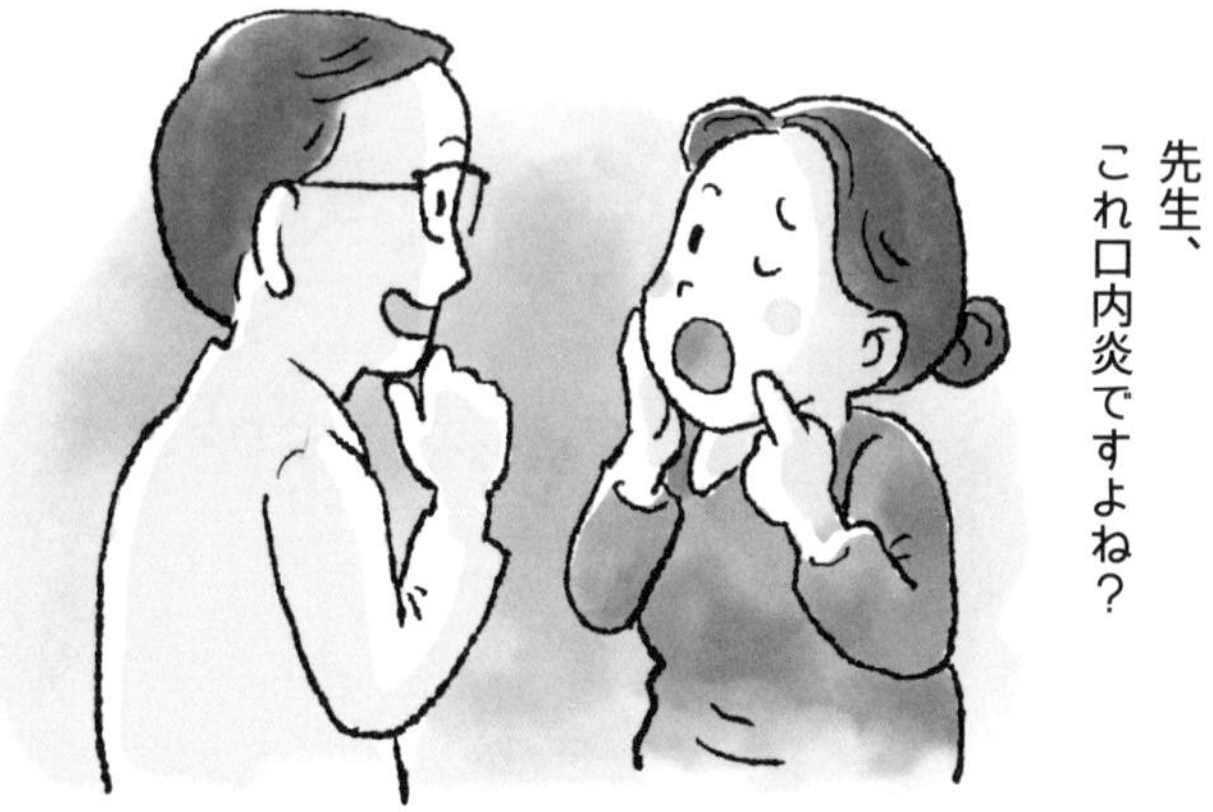

第五章　口内炎

先生、この口、ちょっと見てください。

どうされました？
ちょっと口の中を見せていただけますか。

これ口内炎ですよね？　お味噌汁を飲んだときは特にピリピリするんですけど。

その可能性はありますね。

口内炎の原因は何がありますか？

色々考えられますが、アフタ性口内炎、ウィルス性口内炎、カタル性口内炎等がよく見られ、特にアフタ性口内炎が最も多いです。

アフタ性口内炎とはどのようなものですか?

免疫力の低下や栄養不足によって生じる口内炎のことをいいます。

免疫力の低下を引き起こすのはやはりストレスですか?

そうですね。ストレスが一番体に悪いですね。ストレス以外ですと、睡眠不足も考えられますが、食生活の方はいかがですか?好き嫌いはありませんか?

魚が苦手なくらいで他は特にありません。

アフタ性口内炎を起こすのはビタミンB2やビタミンB6の不足が原因で起こります（注一）。

ビタミンB2はどのような食品に含まれていますか?

ビタミンB2を多く含む食品

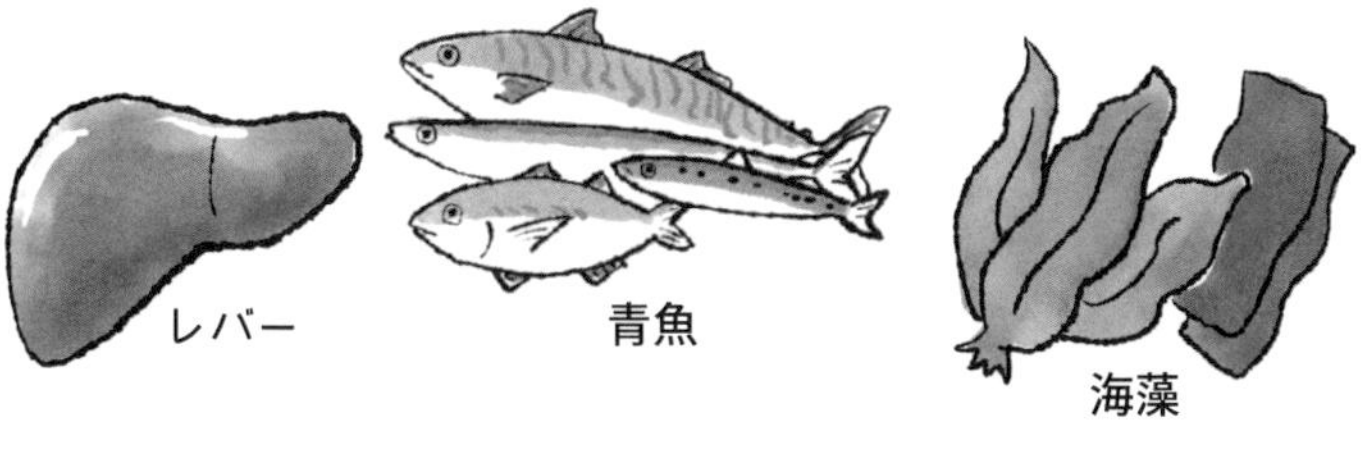

レバー、青魚、海藻に多く含まれています。

ビタミンB6はどうですか？

バナナ、鮪《まぐろ》、鰹《かつお》等に多く含まれていますね。

カタル性口内炎とはどのようなものですか？

義歯が合わないとか、口の中を誤って咬んでしまったとかによって起こる口内炎のことをいいます。

では私の場合はアフタ性口内炎の可能性が高いですね。

そうかもしれないですね。ビタミンB2やB6を多く含む食品が苦手な方は、サプリメントで補っていけばいいと思います。ひとつ注意しないといけないことは、ビタミンBは体内で一定以上の量を蓄積するこ

ビタミンB6を多く含む食品

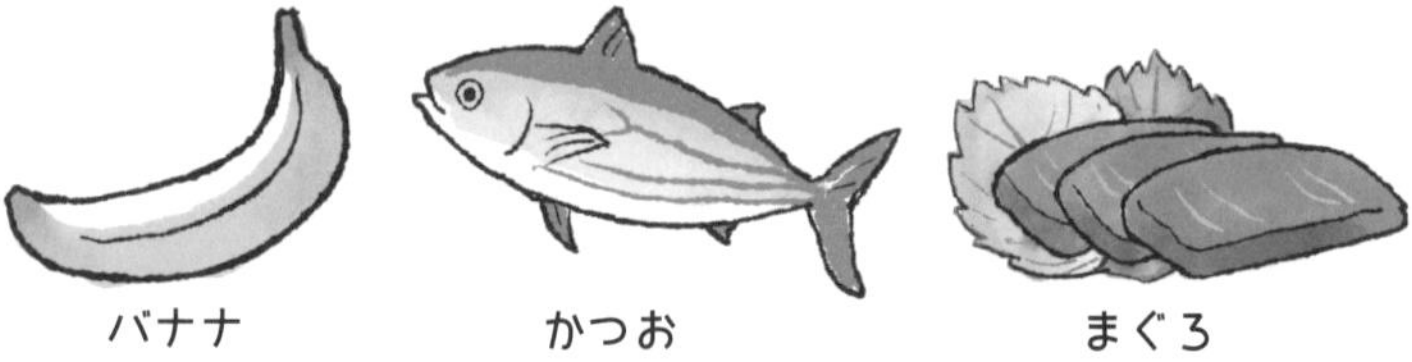

とはできないということです。だから不足しないように常に補充していくしかないのです。

ビタミンBは水溶性だからですよね。

よくご存知ですね。

ビタミンには脂溶性と水溶性があることまでは知っています。ビタミンB以外ですとビタミンC（注二）も水溶性ですよね。

そうです。

とにかくアフタ性口内炎の治療としては偏食を避けて、なんでも平均的に食べることが大切ですね。

その通りです。今日はビタミンB2を出しておきますね。

わかりました。ありがとうございました。

（注一）ビタミンには水溶性と脂溶性がある。

水溶性は水に溶ける性質があるので、最終的には尿として体外に排出される。脂溶性は脂肪に溶ける性質があるので、尿という水には溶けにくいため体外に排出されずに体内に蓄積される。

したがってビタミンA、D、E、Kという脂溶性ビタミンの過度な摂取は禁忌とされている。またビタミンが不足すると特定の疾患が現れることが判明している。ビタミンAが不足すると夜盲症、ビタミンB1が不足すると脚気、ビタミンB2が不足すると口内炎、ビタミンCが不足すると壊血病、ビタミンDが不足すると骨軟化症、ビタミンEが不足すると加齢促進などが報告されている。

◇

（注二）ビタミンCはコラーゲンを作るために必要なビタミンである。

また抗酸化作用があり、体の中で毒性を発揮する活性酸素から体を守る働きを有することから、成人病と呼ばれる動脈硬化や心疾患を予防すると言われている。鉄分やカルシウムの吸収を促進する作用があることから、不足すると出血傾向となり壊血病を起こす。柑橘類に多く含まれていて、その前駆物質はアスコルビン酸である。

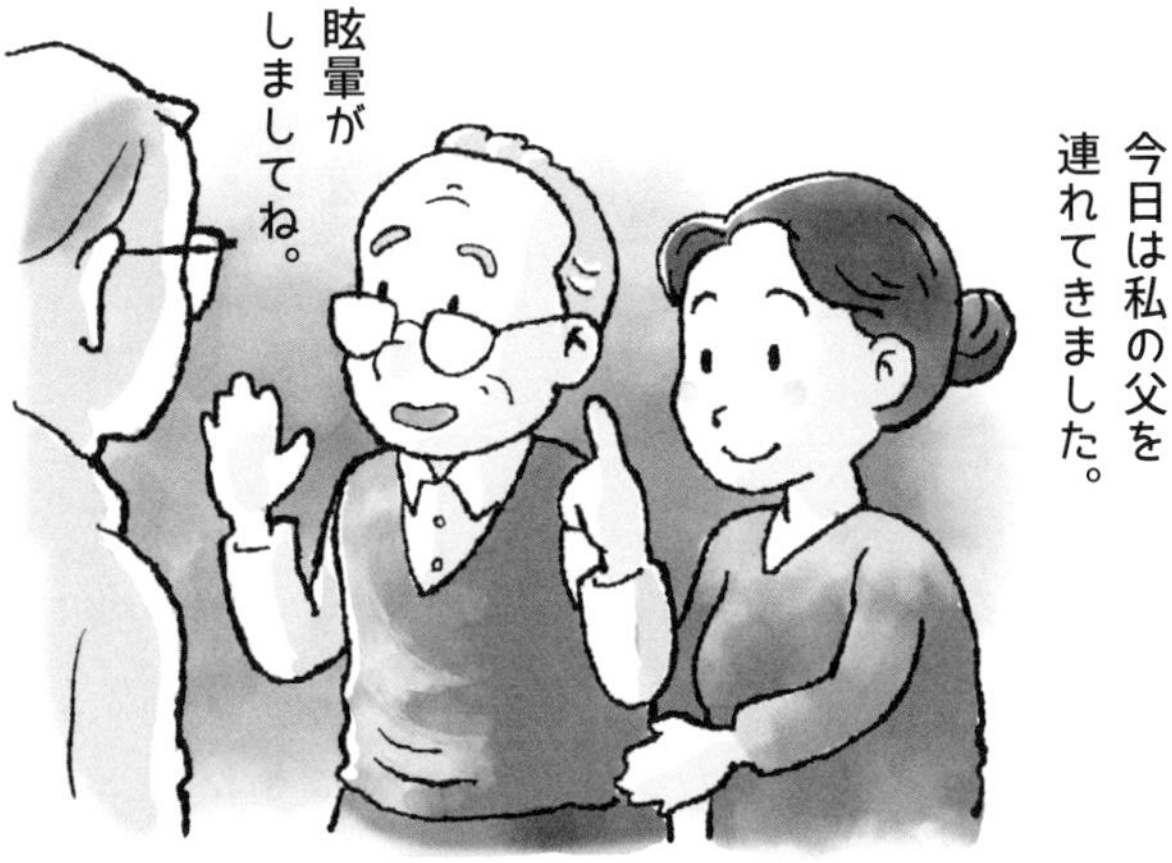
今日は私の父を連れてきました。
眩暈がしましてね。

第六章　眩暈《めまい》

先生、今日は私の父を連れてきました。よろしくお願いします。

こんにちは。今日はどうされました？

父　**先月くらいから眩暈がしましてね。**

眩暈ですか。どんな感じの眩暈がしますか？目の前がぐるぐる回るような感じですか？

父　**目の前が回るような感じですかね。**

難聴（注一）はありますか？

父　**ありません。**

耳鳴りはありますか？

父　**あります。**

眩暈の原因として、まず耳の三半規管にあると考えます。三半規管の中に溜まった耳石（カルシウム）が眩暈を起こすのです。たまにですが脳梗塞等のような脳の病気も考えられます。しかし多くの眩暈は突発性眩暈といい、原因不明と言われています。

父　**そうなんですか。**

ちょっと検査をしますね。
まずは体のバランスを調べていきますので立ってください。
足先を揃えて目を閉じて下さい。この姿勢で十秒間じっとして下さい。これでふらつくならば小脳の病が疑われます。
（十秒後）
次は同じく目を閉じて片足だけで立てますか？

父　ん〜、なかなかできません。

はい。次に眼振検査（注二）を行います。このペンを見てください。縦と横に動かしますから、顔はそのままで目だけでペン先を追いかけてください。いいですか、いきますよ。

はい、終わりましたよ。

先生、どうでしょうか？

メニエール病（注三）の可能性があります。

メニエール病？

はい。内耳に原因があると言われているもので、フランスのメニエールという医師が最初に発見しました。

眼振検査　顔はそのままで目だけでペン先を追いかけてください。

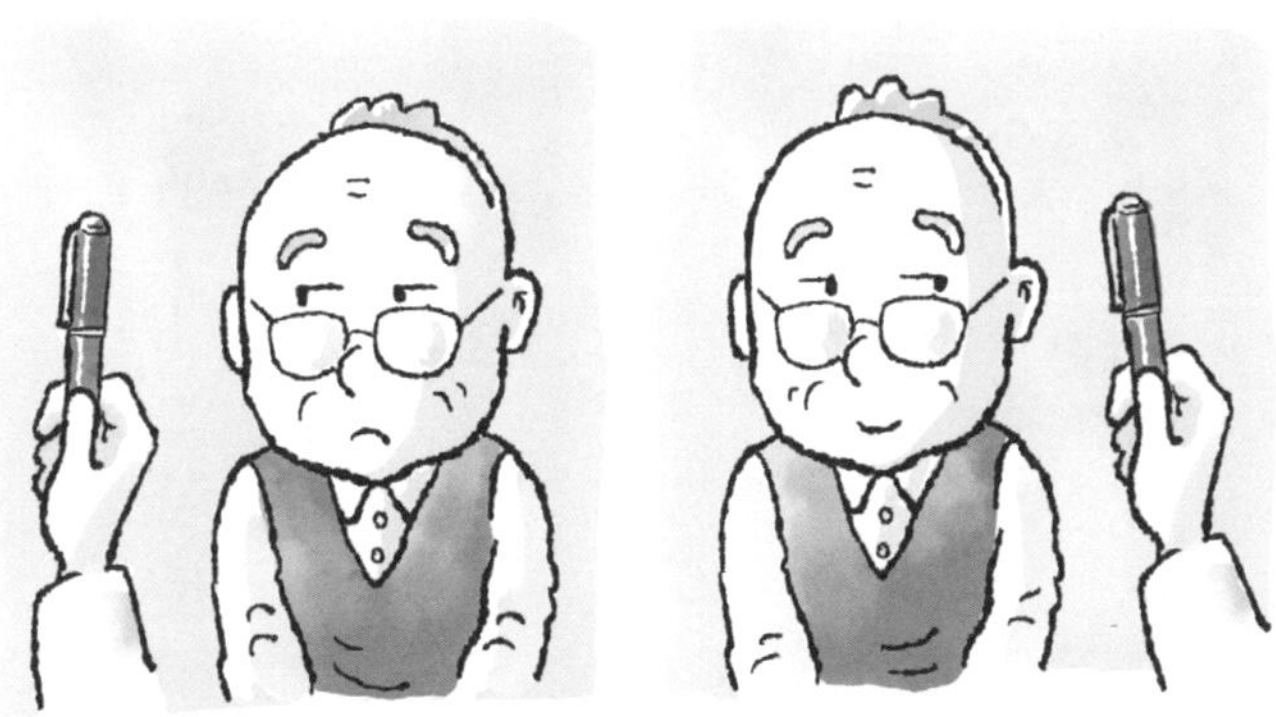

どんな治療方法がありますか？

まずは投薬による治療になります。眩暈を止める薬や利尿剤の投与が一般的です。これらにビタミン剤を投与することもあります。

なぜ利尿剤なのでしょうか？

メニエール病患者様の多くの内耳にリンパ性の水腫が発見されているからです。利尿剤によってこの余分な水分を排出しようというわけです。

なるほど。

薬を出しておきますね。それでしばらく様子を見てください。きっとよくなると思いますよ。

わかりました。ありがとうございました。

◇

（注一）難聴には感音性難聴と伝音性軟調があり、両者が入り混じった混合性難聴というのもある。

感音性難聴とは内耳に原因がある難聴で、後天的な原因としては外傷、過度の騒音、加齢、メニエール病などが多く、ストレプトマイシンの副作用による難聴はこの感音性難聴である。

伝音性難聴とは外耳や中耳に原因がある難聴で、後天的な原因としては中耳炎や鼓膜の裂傷などが多い。

（注二）眼振検査は様々な方向を見させることによって、体のバランスを正常に保つ働きをする器官である前庭や目の運動による眼振の有無を調べる検査である。

患者の目の前のペンを注視させて、検者は上下左右に約四十五度ペンを動かすのと同時に患者にはそのペンを目で追ってもらう。この時の患者の眼振を検査するのである。

（注三）メニエール病とは内耳に存在しているリンパ液の異常と言われているもので、眩暈、耳鳴り、難聴を伴う病気である。通常は単発的に発症しないで症状は反復する傾向にある。治療に使う薬は利尿剤を投与することが多い。

第七章　出血

先生、今日は母と一緒にいつもの薬をもらいに来ました。待っている間、先生に尋ねてみたいことがあるのですが。鼻血って治りますか?

鼻血ですか、外傷による鼻血も含めて一般的な鼻血の話をしてみましょうか。

はい、よろしくお願いします。

鼻の穴の内側で、キーゼルバッハ（注一）というところがあります。ここが損傷されて起こる出血が最も多いと言われています。一般的にもし鼻血が出たならば、まず親指と人差し指で鼻をつまんでみてください。数分間つまんで出血が止まればキーゼルバッハからの出血かもしれません。

もし止まらなかったらどうですか?

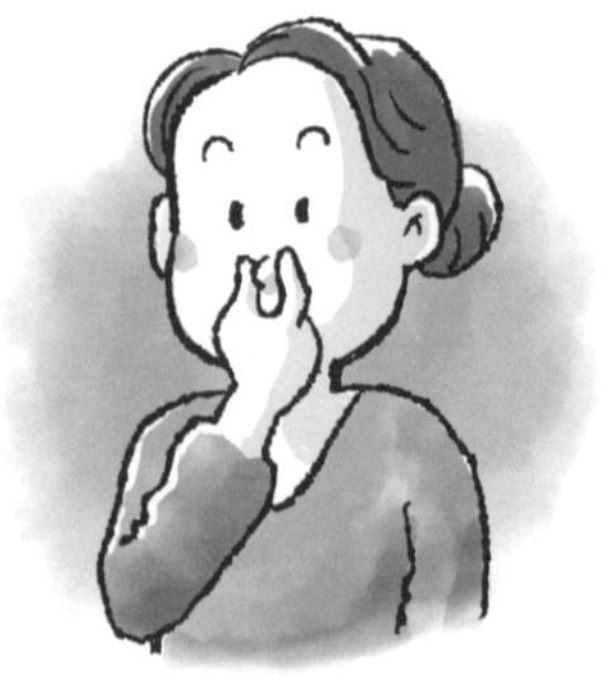

鼻血は、親指と人差し指で鼻をつまんで止めます。

そうですね、その時は他の原因を疑う必要がありますね。

他の原因とはどんなものがありますか？

たとえば、急激な運動や感情の高ぶりによる血圧の上昇、鼻炎、腫瘍、月経の代償等が考えられます。ただし腫瘍等は稀なケースですから心配しなくていいと思います。

そうですか。ちなみに他にどんな原因が考えられますか？

そうですね、たとえば血液の病気などがあれば、薬が原因で起こることもあります。

血液の病気とは、たとえばどんな病ですか？

血友病（注二）や白血病（注三）という病気を聞いたことありますか？

はい、聞いたことがあります。出血が止まりにくい病気ですよね。

そうです。通常、出血してしまいますとまず血管が収縮します。そして血小板が血管の破れた部位に付着して凝集し止血した後、血液凝固因子と呼ばれるものが止血を強固なものにするのですが、この血液凝固因子が不足するのが血友病なのです。

治療はどのようにするのですか？

血液凝固因子を注射で補充するのが基本になります。

では薬で起こる出血とはどのような場合ですか？

血液凝固抑制剤を服用している方はちょっとした外傷による出血においてもなかなか血が止まりにくいことがあります。いわゆる血液サラサラと呼ばれる薬（注四）ですね。

出血と血圧って関係ありますか？

はい、大いにあります。血圧が高いと動脈硬化となり、脳出血、大動脈瘤破裂、腎硬化症、眼底出血などの原因になる可能性があります。ですから、まずは普段から血圧を測る習慣を身につけるようにすればいいと思います。

だいたい正常な血圧ってどのくらいですか？

私は上が一二〇で、下が六〇くらいかなと思っていますが。

そうですね。最高血圧が一二〇～一三〇、最低血圧が六〇～七〇だったら大丈夫です（注五）。それと気をつけておかないといけないことは、脈拍もちゃんと知っておくことです。

脈拍の正常値はどのくらいですか？

そうですね。一分間にだいたい六〇～七〇回。これが正常です。もし外傷がないのに鼻出血があれば来院してください。その時はちゃんと検査してみます。

ありがとうございました。

◇

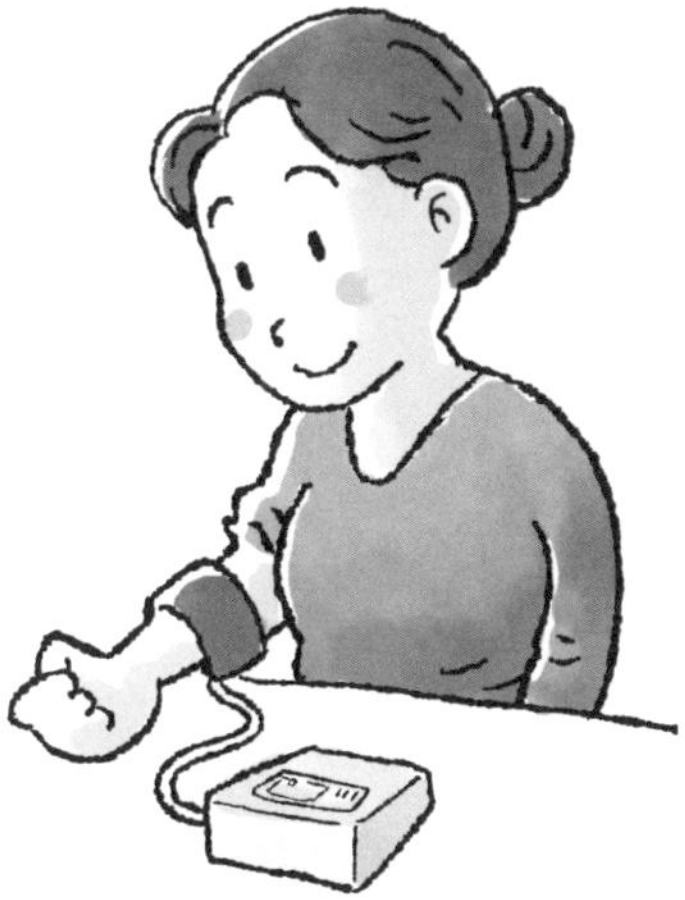

普段から血圧を測る習慣を身につけるのがいいと思います。

（注一）キーゼルバッハとは鼻中隔の前下部にあり、毛細血管が密に静脈網を形成している。ここからの出血に対しては鼻をつまむ、ティッシュを詰める等の処置をすれば自然に止血する。

（注二）白血病とは血液成分の中の白血球が癌になったもので、血液の癌と呼ばれている。白血球は骨髄で作られるが、何らかの原因で癌化した細胞が無制限に増殖することによって発症する。血液検査で白血球数が異常値（異常に多いあるいは異常に少ない）を示した場合は骨髄検査が必要となる。

（注三）血友病とは血液凝固因子が先天的に不足している病気で、遺伝子の異常によって起こる。女性の発症率は男性に比べてかなり低いと言われている。

（注四）一般的に血液サラサラの薬と呼ばれているものの正体は抗凝固薬と呼ばれるもので、ワーファリンが有名である。このワーファリンはビタミンKの働きを抑制することによって血液を固まりにくくする。

（注五）血圧とは血管内の圧力のことで、つまり血管内から血管外にかかる圧力のことである。したがって血圧が異常に高くなると血管壁を破る可能性がある。もし破れた血管が脳血管ならば、脳出血と呼ぶ。血圧はいつも一定とは限らない。温かい所より寒い所の方が血圧は高くなるし、睡眠時は低いが起床とともに血圧は上昇していく。特に冬はその傾向が強い。実際、脳出血で倒れるのは冬の朝が圧倒的に多い。

第八章　痛み

先生、こんにちは。今日は肩が痛くて来ました。五十肩でしょうか？

腕は前から上がりますか？

はい、上げると少し痛みがあります。

では両手を後ろに回して腰くらいの高さで組むことはできますか？

これも少し痛いです。

五十肩かもしれませんね。非ステロイド性の注射をしておきましょう。これは消炎鎮痛の作用がありますので、痛みを止めることができます。

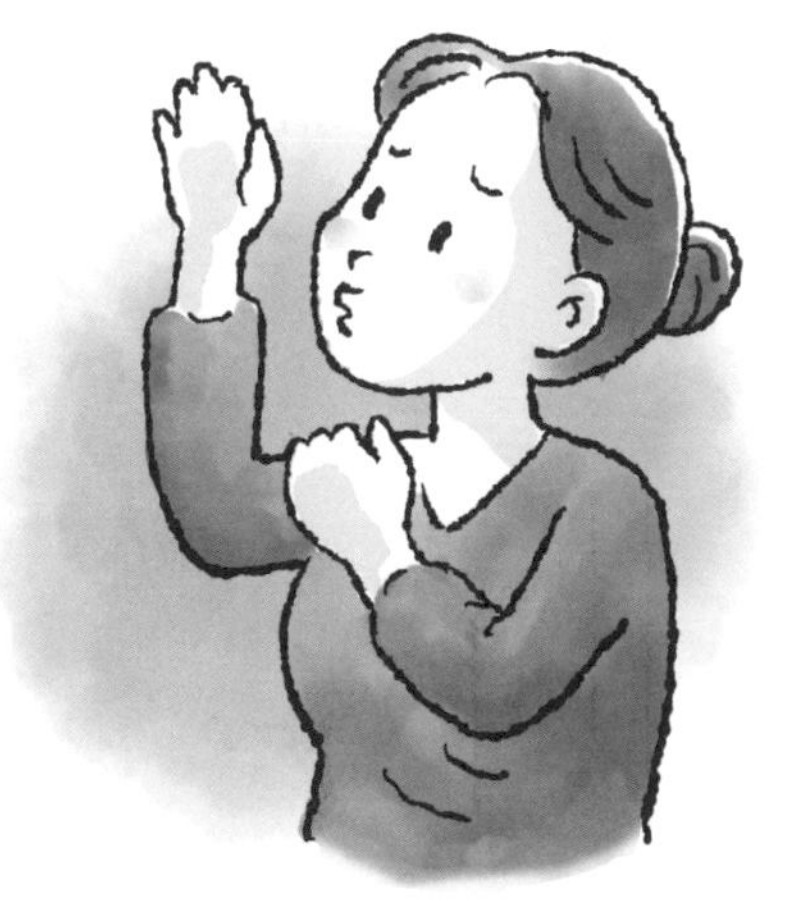
今日は肩が痛くて来ました。
五十肩でしょうか？

非ステロイド性とは何ですか？

ステロイド性ではないという意味です。ステロイド性の薬は非常に即効性に優れていてよく効きますが、その代わりに副作用の確率も高いのが難点です。場合によっては局所麻酔剤にステロイドを混ぜて注射することもあります。その方が非ステロイド性局所麻酔剤より効果的です。

そもそも痛みってなんでしょうか？どんな病気でも痛みは伴いますか？

なかなかいい質問ですね。痛みの本質は大変捉えにくいものなんですよ。たとえば全ての病気に痛みが伴うわけでもありません。痛みのない病気もありますからね。

そうですね、痛みとは何でしょうね。柱に頭をぶつけた時でも恥ずかしいと思ったらあまり痛みを感じないこともありますしね。

痛みを伝えるのは神経ですよね。

はい、知っています。

この神経も幾つかの種類があるというのはご存知ですか?

神経と言われて知っているのは感覚神経、自律神経、運動神経ですね。

そうですね。他に中枢神経というのもあります。そしてその感覚神経が脳の感覚野と呼ばれる部位につながっていて痛みを感じるというわけなんです。

感覚野?

脳の頂にあります。痛みの信号がこの感覚野に届いた時、初めて痛みを感じるんです。

体の末端から脳まで神経という線でつながっているんですね。

それはそうなんですが、誤解しないでいただきたいのは、末端からたった一本の感覚神経で感覚野につながっているのではないんです。

末端から脊髄まで行って、脊髄でバトンタッチされて、そこから脳につながっているんです(注一)。

感覚神経は脊髄を通るんですか。
だから脊髄が損傷したら手足の感覚が麻痺するんですね。

その通りです。

でも先生、不思議なことがあるんですけど。

不思議なことって何ですか？

たとえば球技をやっていて、ボールがおしりに当たるとするでしょ。
そのときはそんなに痛くないのに、あとで家に帰ったら痛むっていう話を聞いたことがあります。
これはどうなっているのですか？

実は痛みというものはハッキリとは解明されていないんですよ。その証拠に幻肢痛というものがあります。

げんしつう?

たとえば腕を切断した後、腕の先に痛みを訴える患者さんがいるんです。これが幻肢痛と呼ばれるものです。

腕が無いのに痛みを感じるのですか?

そうです。実際にこういう実験が行われたことがあるんですよ。腕の無い人に無い方の腕を机の上に出してくださいと言って、患者さんに無い方の腕を出したと認識させてから、その出したつもりの腕を上から平手でパーンと叩くんです。実際は腕が無いので机を叩くことになるんですが、この時叩くという行為を見ていた患者さんは「痛い!」と感じるというのです。次に叩く行為を見せないで同じようにパーンと叩くと患者さんは痛みを感じなかったと言われています。このように痛みにはまだまだわからない点が多いんですよ。

だから子供の時、注射される時は親から「見ちゃだめ!」と言われていたのかもしれませんね。

それは言えるかもしれません。

ところで、痛みって慣れるってことありますか?

いい質問ですね。

私の甥が空手を習っているのですが、甥は蹴られてもあまり痛くはないって言うんです。本人は「慣れたら痛くない」と言っているようなのですが…。

慣れたら痛みをあまり感じないっていうことも現実にありますよね。

やはりそうですか。

これも含めて痛みが起こる理論というものを紹介しておきますね。

是非聞きたいです。

まず痛みが起こる理論には三つあると言われています。一つは「寺の鐘」と呼ばれるもの、二つ目は「教会の鐘」と呼ばれるもの、三つ目は「ゲートコントロール」と呼ばれるものです。

寺の鐘は小さく鐘を叩けば鐘の音は小さく鳴るし、強く叩けば大きく鳴りますでしょ。これを人体に当てはめてみると、痛みも弱い刺激ならばさほど痛みを感じませんが、一定のレベルを超える刺激が加われば痛みと感じるというものです。

二つ目の教会の鐘と呼ばれるものはどんなものですか？

教会の鐘と呼ばれるものは、地上にぶら下がっている紐、これは教会の鐘に繋がっているのですが、その紐を引っ張ると鐘が鳴る、つまり痛みを感じる受容器を刺激すると感覚神経という紐を伝わって脳という鐘を鳴らす、つまり痛みを感じるというものです。

なるほど。わかりやすいですね。

しかし寺の鐘と同じようにこの教会の鐘もさっきの幻肢痛を説明できないんですよ。

三つ目のゲートコントロールとは何ですか？

これは前の二つの説の弱点を補う説として注目されていますけど、これも完璧な理論ではないと言われています。要するに痛みを感じる扉、つまりゲートがあって、そのゲートの中に痛みという刺激が入れば痛みを感じますし、ゲートが閉じていれば痛みを感じない。そしてゲートを閉めるものはホルモンであったり、他からの刺激であったりするという説です。

つまり痛みを選別する守衛さんのようなメカニズムが働いているというわけですか？

そうですね、そういうイメージですね。

痛みの理論はだいたいわかりました。実際の臨床ではどのように利用されますか？

痛みが起こる理論には「寺の鐘」「教会の鐘」「ゲートコントロール」の三つの理論がある。

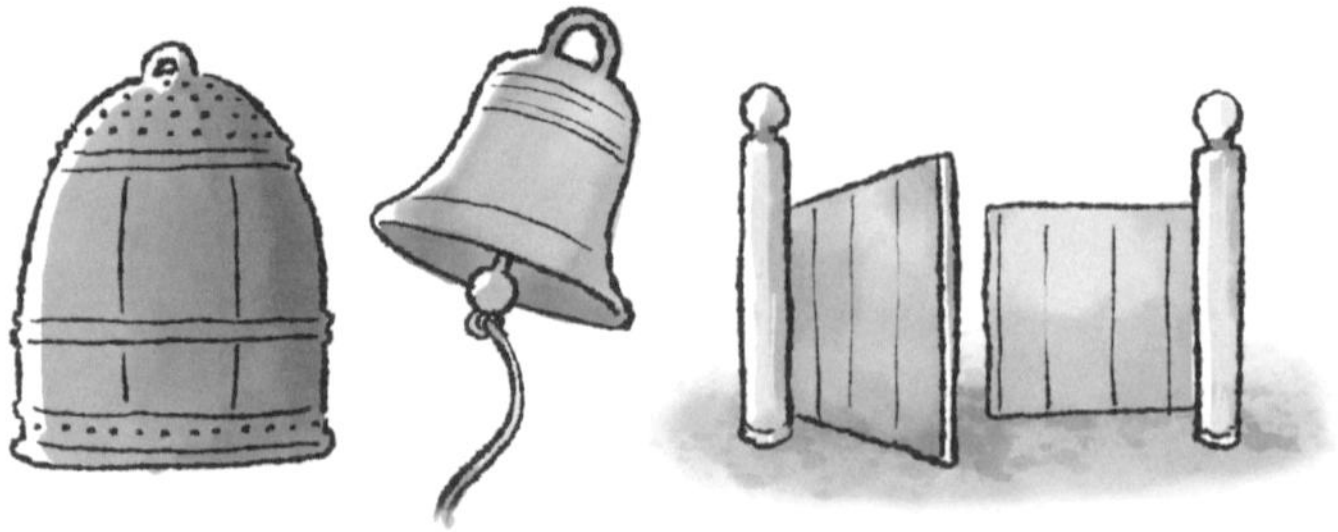

まずは痛みを伝える神経を遮断することが最優先されます。古代においては祈祷師によるおまじないで痛みが和らぐと信じられていました。痛みを伴う病は神の怒りに触れた結果によるもので、悪魔が体内に住み付いた結果であると考えていたのです。

しかし時が経ち、解剖学が発達すると手術が一般化してきました。記録によりますと、不意に一撃を食らわせて失神させている間に手術をしたり、古代エジプトでは頸動脈を圧迫して失神させている間を見計らって手術を行なっていたと見られています。

今から思えば乱暴な手段ですね。

その後はケシの実から採れるアヘン（注二）を用いるようになりました。

アヘンはよく耳にしますね。

近代になりますと、アヘンの他にマンダラゲも使用したようです。

マンダラゲとはどこかで聞いたような気がします。

いわゆる朝鮮アサガオと呼ばれるものです。華岡青洲という方をご存知ですか？

名前だけは聞いたような…。

世界で最初に全身麻酔を成功させたと言われている方で、彼が処方したのが通仙散（注三）というもので、別名「麻沸散」と呼ばれています。その後の麻酔薬の主役は笑気ガスにとって代わることになります。

笑気ガス？

一酸化二窒素のことで、麻酔が効いている間は表情筋が弛緩するためにまるで笑っているように見えるからこの名前がついたと言われています。

そして様々な研究を経て現代の麻酔につながるわけです（注四）。

人類は現代の麻酔になるまでに様々な経験をしてきたのですね。

今日は貴重なお話をありがとうございました。

◇

（注一）痛みの経路は複雑である。受容器で受けた痛み刺激は脊髄神経節を経て脊髄の後根、後角を通って脊髄内に入り、白交連で左右が交差した後、脊髄と延髄の外側脊髄視床路、橋と中脳の内側毛帯、視床、内包を上行して大脳皮質感覚野に至る一次痛と呼ばれるものと、同じく受容器で受けた痛み刺激は脊髄神経節を経て脊髄の後根、後角を通って脊髄内に入り、白交連で左右が交差した後、脊髄の前脊髄視床路、延髄と橋の網様体、中脳水道周囲灰白質、視床、内包を上行して大脳皮質感覚野に至る二次痛と呼ばれるものの二種類がある。

一次痛と呼ばれる刺激はＡδ線維、二次痛と呼ばれる刺激はＣ線維を伝導線維として伝えられる。

（注二）アヘンとはケシの果実から採取される乳液状物質のことで、アヘンの主成分であるモルヒネに酢酸を加えたものがヘロインである。モルヒネはアヘンから採れるアルカロイド（窒素を含むアルカリ性の有機物のこと）でモルヒネの他にニコチン、ソラニン、クラーレ、アコニチン、カフェイン、キニーネ、コルヒチン、テトロドトキシン等が挙げられる。

ケシの学名は「パパペル・ソムニフェルム」といい、落花後の子房が膨らんだものを「ケシ坊主」と呼び、そのケシ坊主に切り傷を入れて出てきた乳汁からアヘンが採取できるのである。アヘンには一〇パーセントのモルヒネが含まれている。モルヒネは血液脳関門を通過できずわずか二パーセントしか脳内に入ることができないが、ヘロインは脂溶性のために六十五パーセントが脳内に入ることができると言われている。

（注三）通仙散は曼陀羅華《まんだらげ》六、草頭《そうず》二、白芷《びゃくし》一、川芎《せんきゅう》二、当帰《とうき》二、天南星《てんなんしょう》一の割合で混ぜてできたもの四グラムを三六〇mlの水で三二〇mlまでに煎じてできたものである。華岡青洲はこれを乳癌の手術の際に用いたと言われている。

これが世界で最初に全身麻酔の成功例と言われているが、この説を覆す説を唱える者もいる。それは高嶺徳明という人物が一六八九年に沖縄で全身麻酔による兎唇の手術を行ったというのである。彼は福建省でその方法を学び、帰国して手術を成功させたと言われている。

（注四）現代における麻酔は全身麻酔と局所麻酔に分けられている。

全身麻酔には吸入麻酔と静脈麻酔があるが、主流を占めるのは吸入麻酔である。吸入麻酔とは自然な呼吸によって麻酔ガスを吸わせる方法であるが、場合によっては気管内にチューブを入れて人工呼吸器によって強制的に麻酔ガスを吸わせる方法も選択される。

局所麻酔は表面麻酔、浸潤麻酔、腰髄麻酔、硬膜外麻酔等がある。

表面麻酔とは粘膜の表層に効く麻酔で、口腔内や咽頭喉頭の麻酔に用いられることが多い。

浸潤麻酔は皮下の小さな腫瘍等を摘出する際に行なわれるものである。伝達麻酔とは神経ブロックと神経叢ブロックがあり、神経ブロックは瘭疽《ひょうそ》や切創に対して中手指節間関節の遠位側に注射したり、肋骨骨折に対して腋下線上に注射することである。

腰髄麻酔とは背中（腰背部）から針を刺入し、硬膜を貫通させ髄腔内に麻酔剤を注入するもので、髄液が出てくることで適切に入ったかどうかがわかる。主に臍より下の手術に際して行われ、最も普遍的な方法である。

硬膜外麻酔とは全身麻酔の補助として行われ、硬膜を破らずに麻酔をかけるもので、硬膜と黄靭帯の間に麻酔薬を注入する。これならば針とチューブを刺したまま残しておくことも可能なので、薬剤を注入し続けさえすれば麻酔効果は持続できるし、硬膜を破っていないので髄膜炎にもなりにくい。

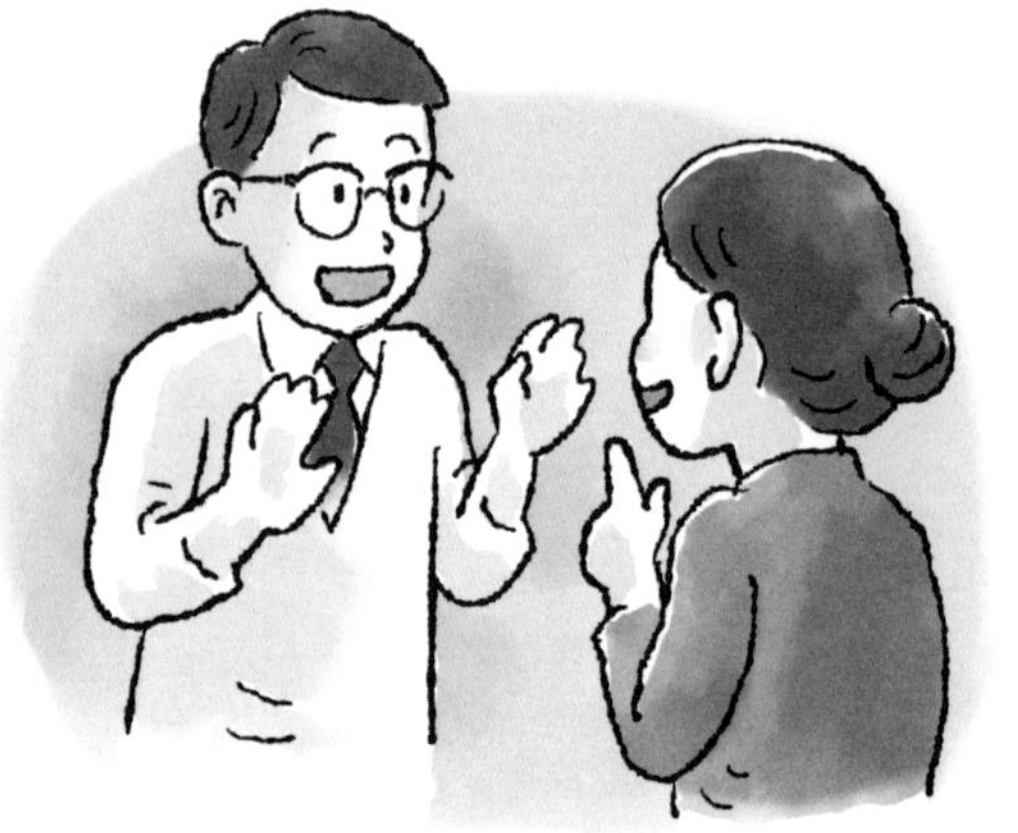
最近、脳卒中が増えてきているようですけれど…
早期発見と早期対応が全です。

第九章　脳卒中

最近、脳卒中が増えてきているようですけれど…

高齢になるにつれて増える傾向にありますね。早期発見と早期対応が全です。

脳卒中に対して現代医学はどういうふうに対応するのですか？

まず脳卒中と申しますのは脳梗塞、脳血栓、脳出血、くも膜下出血の総称です。これらは似ていますが、詳細に言えば少し違うんですよ。

どう違うんですか？

脳の血管が詰まるのが脳血栓で、主には心房細動という不整脈が原因です。そして脳以外の血管、例えば首にある頸動脈等から脳の血管にプラークと呼ばれるコレステロール等が流れてきて脳の血管が詰まるのが脳塞栓です。脳出血とくも膜下出血は詰まるのでなくて、血管が破れて出血してしまうものを指します。出血した部位が脳内ならば脳出血、くも膜の下で出血したらくも膜下出血（注一）と呼んでいます。

もし脳卒中が起こればすぐに手術ですか？

まずは救急車で病院に運ばれてきたら検査をして脳卒中の中のどれかを特定します。脳出血であれば血液を吸引しますし、脳梗塞だとわかれば、血管を詰まらせている原因を溶かす薬を点滴で投与するというのが有効的です。手術はその後ということになります。

検査はＭＲＩを用いるのですか？

ＭＲＩは検査する時間が結構かかるので、速く結果を見ることができるＣＴを使うことが多いです。脳卒中の治療は時間との戦いです。早ければ早いほど治療効果が上がります。

この治療法の他にはどんな治療法がありますか？

脳梗塞や脳血栓で、もし今言った治療法が使えない場合はカテーテルを使った治療法がありま す（注二）。カテーテルを詰まっている部位まで入れて、血管を詰まらせている原因物質を除去するやり方です。

これも時間との戦いですよね？

もちろんそうですね。ただしこれらは応急治療と考えてもらった方がいいかもしれませんね。本当の治療はここからです。応急処置によって原因物質を除去できれば、あとはリハビリになります。

リハビリはどんなことをするのですか？

まずは患者にあったリハビリを考えます。ご存じのように脳卒中を患いますと後遺症が残る可能性があります。しかしその後遺症も人それぞれで異なります。言語障害がある方や無い方、歩行が困難になる方やそうではない方、実に様々です。そして各個人の症状に合わせたリハビリを専門家が行ないます。

そのために病院には理学療法士や作業療法士（注三）がいらっしゃるんですね。
私は脳卒中は予防することが一番大事だと思うんですけど。いかがですか？

まさしくその通りです。脳卒中はいきなり発症するけど、前駆症状と言って、予兆のような症状を呈することが多いと言われています。

前駆症状にはどのようなものがありますか？

たとえば、手に力が入らない、思った通りにしゃべれない、足が上がらずつまずき易い、手足のしびれ等ですね。特にくも膜下出血の場合は割れるような頭痛が特徴的です。

こういう症状が現れたらまずは検査をした方がいいですよね。

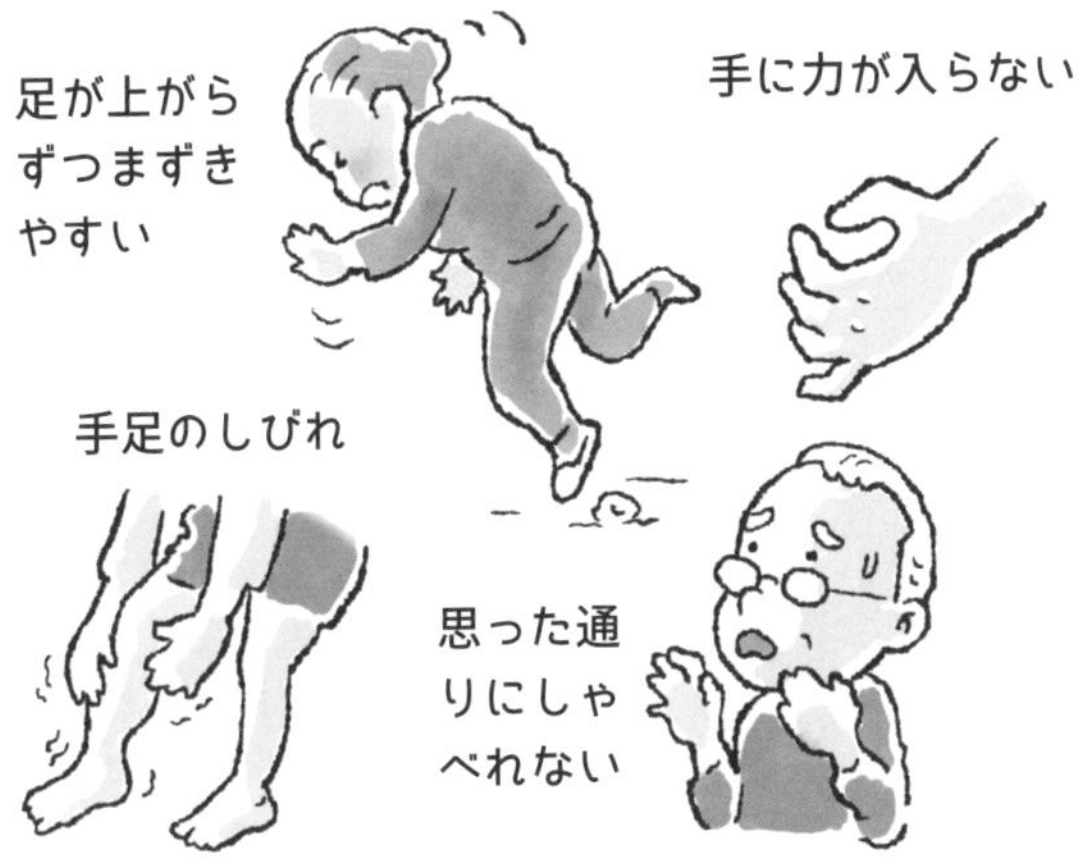
足が上がらずつまずきやすい
手に力が入らない
手足のしびれ
思った通りにしゃべれない
脳卒中の前駆症状

そうです。ＭＲＩ等で検査をして、危険な部位が見つかれば、脳卒中は防ぐことのできる病気ですからね。

大変よくわかりました。ありがとうございました。

◇

（注一）頭蓋骨の下には三層の膜が存在する。上から硬膜、くも膜、軟膜と呼ばれる膜である。このくも膜と軟膜の間をくも膜下腔と呼び、この部位に出血が生じるものをくも膜下出血と呼んでいる。原因はここにできた動脈瘤の破裂である。

（注二）カテーテルを使った治療法とは、カテーテルを血管の中に挿入し、血管内から脳の病気を手術する方法である。多くの場合、足の付け根にある大腿動脈からシースと呼ばれる管を入れて、病変部位の脳までカテーテルを先導する。この治療法ならば開頭することなく病変部位にアプローチできることから、人体への負担が少ない。

（注三）脳卒中患者のリハビリは理学療法士や作業療法士と呼ばれる国家資格を有する者の担当となる。理学療法士や作業療法士になるためには三年もしくは四年間、養成学校で学ばなければならない。

第十章　浮腫《むくみ》

先生、私の知人は最近足にむくみが出るらしいんです。

その方は定期的に検査を受けてらっしゃいますか？

はい。毎年一回は受けていると聞いています。

検査結果の異常は見当たりますか？

特にないと聞いています。その知人は今年四十五歳になる女性なんですが、むくみの原因ってなんですか？

そうですね、色々考えられますけど、心臓からくるもの、腎臓からくるもの、肝臓からくるもの、ホルモン異常、血管異常、食事からくるもの、長時間の同じ姿勢によるもの、過労やストレスによるもの等が多いですね（注一）。そして下肢の浮腫を訴えてきた患者は

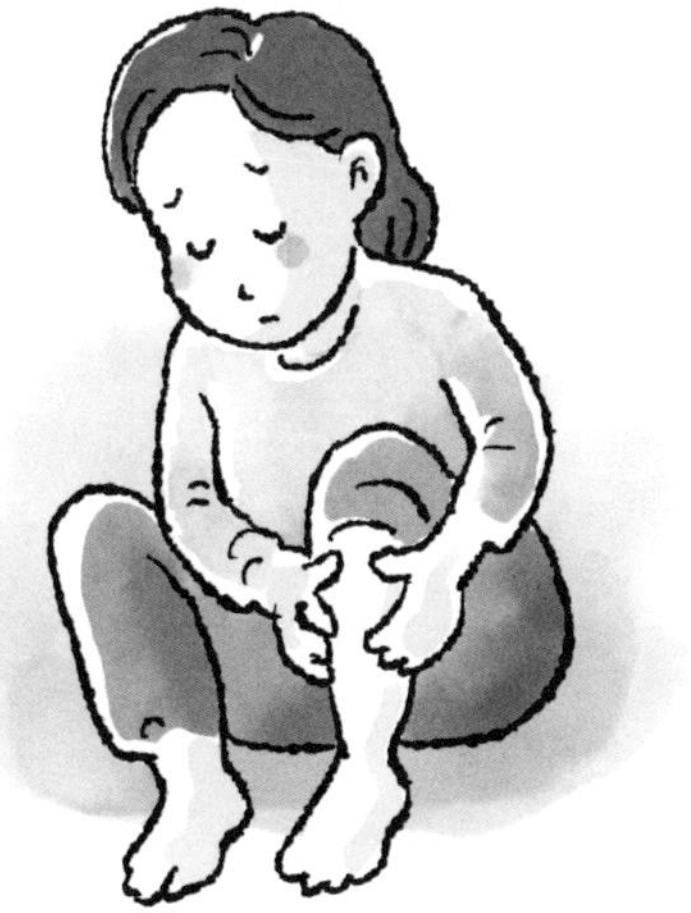
私の知人は最近足にむくみが出るらしいんです。

まず心臓性のものを疑い、胸部エックス線撮影し、胸水や心陰影の拡大の有無を見ます。

やはりストレスが絡んでくるんですね。

そうですね、ストレスはどこにも絡んできて、様々な病気の原因となりますね。

彼女の検査結果用紙を持ってきましたので、見ていただけますか？
これが先月検査した分です。

尿蛋白がやや高めで、アルブミン（注二）が減少していますね。

尿蛋白？　アルブミン？

尿中に蛋白質が出てしまうことを尿蛋白と呼んでいます。
アルブミンとは血液中の蛋白質のことをいいます。

尿に蛋白質が出てしまうから、血液の中の蛋白質が減るということですよね。

その通りです。

じゃあ知人は腎臓が悪いということでしょうか？

これだけでは特定できませんが、その可能性はありますよね。ただし、低蛋白は栄養不良でも起きます。戦後の日本国民の多くはこれでした。

むくみは体のどこから現れるのですか？

まずはまぶた周辺とすねのところから現れることが多いですね。

まぶたはそれほどむくんではいませんが、足のむくみは指で押すとへこむぐらいのむくみはあります。

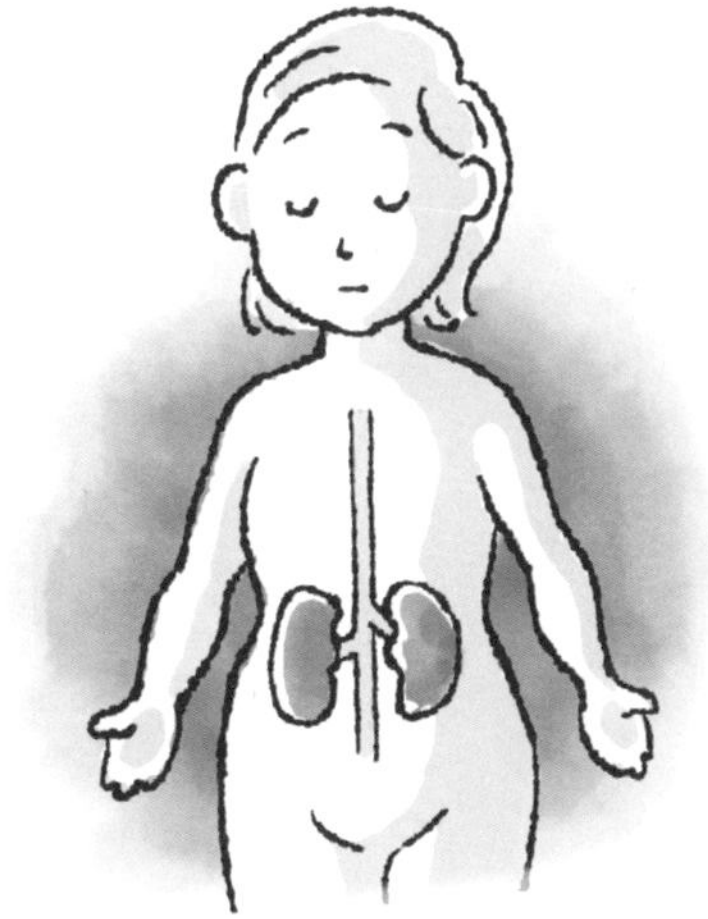

ネフローゼ症候群というのがあります。別にその方がそうとは今ここで断言できませんが、可能性があるという程度で聞いてくださいね。ネフローゼ症候群と診断する基準というのがあり、蛋白尿が一日に三・五g以上、アルブミン量が三・〇g以下、コレステロール値が二五〇mg以上、そして浮腫が認められたら、ネフローゼ症候群と診断します。

その可能性が高いですね。

ただし一過性の場合もありますから、これだけでは判断しない方がいいですね。

一過性の場合とはどのような場合ですか？

たとえば力仕事なんかをすると、一時的に尿蛋白の値が上昇します。力仕事とは重い物を持ち上げたり、あるいは激しい運動をしたり等です。

治療はどのようなことをするのですか？

治療としてはまずは安静ですね。安静にするだけで尿から蛋白質は出にくいことがわかっています。薬物療法としてはステロイドホルモンの投与、利尿薬の投与等があります。それと食事療法です。まずは塩分制限と低脂肪の食事を心がけることです。そしてむくみに効果的と言われている食品をとることです。

どのようなも食べ物がありますか？

小豆《あずき》、西瓜《すいか》、冬瓜《とうがん》、苦瓜《にがうり》等のウリ科の食物が有名ですね。

では早速帰って伝えてあげます。

お大事にとお伝えください。

◇

（注一）心臓性浮腫で考えられる疾患として鬱血性心不全というのがある。これは心臓のポンプ作用が低下して血液が循環できなくなった結果として起こる浮腫を指す。
腎臓性浮腫で考えられる疾患として糸球体腎炎やネフローゼ症候群というのがある。糸球体腎炎は腎臓の糸球体という部位に炎症が起こったものである。

肝臓性浮腫で考えられる疾患として肝硬変がある。これは肝臓がウィルス、アルコール、脂肪肝等を原因として肝臓が線維化して起こるものである。

ホルモン性浮腫で考えられる疾患として甲状腺機能低下症がある。これは甲状腺の機能が低下すると代謝も低下するので起こるものである。

血管性浮腫で考えられる疾患としてクインケ浮腫というのがある。これは突発的に浮腫が生じるもので、指で押しても圧痕が残らない特徴がある。

食事性浮腫で考えられるケースは継続した蛋白質不足の食事が考えられる。これは蛋白質が不足して浸透圧が低下することによって起こるものである。

血流障害性浮腫は下半身の血流が悪くなり吸収されにくくなった細胞外液がそのまま残って浮腫を生じさせるものである。

（注二）アルブミンとは血漿蛋白の一つで、血漿蛋白の中で最も多い蛋白質である。血管の中の血液量や体内の水分量の調節をしている。したがってこのアルブミン量が低下すると血管内の血液量が減少したり、血管外に水が溜まったりする。血漿蛋白にはアルブミンの他にグロブリンとフィブリノーゲンがある。

あとがき

本書では患者さんが同じ疾患になった場合、中医学と西洋医学ならばどのような対話になるかを想定してみました。ここで挙げた治療法は多くあるうちのほんの一部です。たとえば中医学において気虚と弁証された場合、経穴の選び方も決して本書に掲載した経穴だけではありません。もっと多くのパターンが考えられますし、触診をしてみて硬結があれば阿是穴として選ぶことも日々の臨床で少なくないパターンです。

西洋医学にしてみても、従来の治療法を打破し、新しい治療法に挑戦している病院も数多く存在します。ここではあくまでも中医学と西洋医学の違いを読者の皆様に認識していただき、両医学の違いを知識としてお持ちいただければ本書の役割は大成功というものです。

現代は七〇歳を迎えても毎日元気でいきいきとした日常の生活を送られている老人の方も少なくありません。七〇歳になられた方を高齢者と呼ぶのはもはや失礼と言うものです。そして気が付くのはその方々のほとんどは自分に合った健康法を身につけていらっしゃるということです。毎朝決まったコースを歩く方、スポーツジムに通う方、我流の体操をされる方等、枚挙にいとまがありません。

このように健康に対する関心が高まってきた昨今、その傍らにいる医学者も常に患者さんを中心とした発想をしていかなければならないと思います。高齢化社会において何が必要とされているのかを念頭に入れて日々の医療活動を為していかなければならないのです。あくまでも目指すものは「健康で長生き」という境地なのです。

私は常々こう考えています。

「病とはアナログであり、グラデーションのように変化する」

ハイ、今から病気です。ハイ、たった今病気は治りました、ではありません。特に加齢と関係のある慢性病に対してはこのことが顕著だと思います。急性病は例外ですが、その急性病でも前兆は必ずあったはずだし、その前兆を見逃さなかったら急性病が急性病として発症しなかったと考えます。ただし感染症、事故、怪我のように何の前兆のないものは別格中の別格ではありますが。

幸いにもこの三種類の病気（加齢と関係のある慢性病、前兆を表す急性病、前兆のない急性病）には適した治療方法がこの世に存在します。選択を間違うと治癒の道は果てしなく遠いものになってしまいます。

西洋医学の柱となる解剖と感染源の研究には化学が必要でした。化学の発達を待っていた西洋医学。一方、人体の生理をありのままに捉えて発達した中医学。人体の内に潜んでいる不思議なエネルギーに焦点を絞り、人体の道理を伝えていくには哲学的にならざるを得ません。哲学を理解してもらうためには長い時間が必要でした。時間の経過を待つ中医学。

西洋医学と中医学の輸入を土台として、折衷案を貫いてきた日本医学。政治的大国が採用した医学の長所と短所を客観的に見て、実験過程を少なくするためには、すでに地位を築いた医学を模倣するしかありません。

また医療費を抑制し、安定的な医療を効率よく提供するためには、医療の多様性を肯定せず均一的な医療に統一するしかありませんでした。

本書をお読みくださっている読者の皆様は、幸せな毎日を送るために必要な「健康な体」を維持するためにはどうすれば良いとお考えでしょうか。

私はこう断言します。「世界にある様々な医学を上手に使いこなすことである」と。それを具体的に表現すると「慢性病は伝統医学、急性病は先進医学」と考えています。加齢による病気は伝統医学がもっとも得意とする分野で、年齢に関係なく発症する病気は先進医学が最も得意とする分野なのです。

伝統医学と言うと、何か非科学的なイメージがありますが、いえいえ、伝統医学は動物実験でその効果を立証せず、長い時間を使った人体実験によってその効果を科学的に立証してきた医学なのです。

伝統医学と言っても世界には様々な医学が存在します。アーユルヴェーダ、ユナニ医学、中医学、その他正式な名前は無いものの、その地域に伝わっている伝承医学を含めると数えきれないくらいになることでしょう。

ミイラで有名なエジプトにも伝統医学があり、私は少しずつですがエジプトの伝統医学も研究しています。驚かされることが非常に多いというのが実感です。

ただし、日本で国家が認める伝統医学によって他人に施術しようとすれば、今のところ中医学しかありません。もし皆様がアーユルヴェーダによって健やかな体を手に入れたいのなら、アーユルヴェーダの書物を熟読されることをお勧めします。巷にはアーユルヴェーダに関する良書が多く存在しますので、きっとその内容を理解することができ、アーユルヴェーダによって健康体を維持することができると思います。

私は職業柄、鍼灸マッサージの普及に努めていますが、中医学は鍼灸マッサージだけではありません。いわゆる漢方薬（以後中医薬）も中医学の中に入ります。残念ながら日本の法律下では鍼灸師免許を取得しただけで中医薬を自由に治療院で扱うことは不可能ですが、法改正によりこの障壁が取り除かれ、鍼灸師も中医薬を扱えるようになって、もっと中医薬が普及して欲しいと素直に願っています。

なかなか普及しない一つの理由として中医薬が平均して高価であるという点は否定できないのではないでしょうか。中医薬の単価を下げてもっと身近に感じることができれば、さらに飲用する方も増えると思うのですが。

たとえば日本で米が余って農家人口が減少しているのなら、米を作らず中医薬の元となる生薬を農家の方に生産していただいてはいかがでしょうか。枸杞など日本で人気のある生薬の生産を商業ベースに乗せるのです。もちろんこの分野は専門家の方々による調査などが必要でしょうが、もしこれが可能ならば、生薬を海外からの輸入に依存している現状を改善できると思うのです。

さて、先ほど申し上げました医療の大前提を頭に入れて明日からの受療に臨めば、その効果も今まで以上に実感できるであろうし、もし国民がこの意識を共有できたならば年々増加する国民医療費もかなり抑制されると思っています。

いつの日か医学は東と西に分かれてしまいました。患者さんの体を第一に考えれば医学に東西の隔たりを作ることは甚だ遺憾です。これからの時代はそんな旧習にとらわれずに、全ての医学が融合していくことを切に希望します。そして国民全てが健康かつ長寿を全うし、生きているということは素晴らしいと謳歌できる国家の福祉を構築することが大事だと思うのです。

本文でルネッサンスのことに触れました。ルネッサンスは復興と訳されますが、現在の西洋医学も血液検査や尿検査を重視して、患者さんの顔色や元気の有無を軽視してはいないでしょうか?もしそうならば、人間の目で人間の体を見、人間の感覚によって人の心に訴えかける医学も重要視される復興運動が必要となってきます。

中医学も同じことが言えます。経験と勘を重視して論理的思考を置き去りにしてきていませんでしたか？もしそうならば、古典と称せられる数々の伝統的書物のように、理論によって人体を語る再生運動が必要となってきます。

医学に終わりはありません。これからも永遠に医療従事者は健康とは何かを模索しながら患者さんに対して献身的に接していき、病気になったとしても、無駄に苦しむことのない時代が到来することを心から願うばかりです。

最後になりましたが、本書の出版に際して監修をしてくださいました大鐘稔彦先生には心から感謝申し上げます。大鐘先生は京都大学医学部を卒業され、現在でも現役医師として多忙な日々をお過ごしなさっていると同時に、『孤高のメス』の作者であり、作家としても活躍されていらっしゃる多才な先生です。この『孤高のメス』はドラマ化と映画化され多くの人々に感動を与えたのはまだ記憶に新しいと思います。これからもまだまだ現役医師として、そして現役作家として活躍されることを心より祈念申し上げます。

私にとって処女作である『拝啓、未来の鍼灸師へ』、二作目の『キャンサーズギフト』に次いで今回の作品は三作目になります。出版の度に多大なるご指導を頂戴しましたアートヴィレッジ社長・越智様には最大の感謝を伝えさせていただきます。そして私も社長の出版に対する純粋かつ熱い思いに負けないことを決意して、ここで締めさせていただきます。現在作業中の四作目で皆様に出会える日を楽しみにして。

二〇二一年十一月十一日

梅野弘樹

参考文献

株式会社浅田飴ＨＰ
『医学の歴史』（著者・小川鼎三、発行所・株式会社中央公論新社）
『医学の歴史』（著者・梶田昭、発行所・株式会社講談社）
『医学の歴史』（著者・ルチャーノ　ステルペローネ、発行所・株式会社原書房）
『病が語る日本史』（著者・酒井シヅ、発行所・株式会社講談社）
『中国医学の歴史』（著者・傅維康、発行所・東洋学術出版社）

著者略歴

一九九二年　佛眼厚生学校（現・京都佛眼鍼灸理療専門学校）卒業
一九九六年　上海中医学院（現・上海中医薬大学）鍼灸研修修了
　川井正久先生（元上海中医薬大学日本校校長）に師事
二〇一二年　社団法人（現・公益社団法人）全日本鍼灸マッサージ師会登録
　上海中医薬大学日本校修了
二〇一四年　国際中医師免許取得
二〇一五年　北京中医薬大学国際学院名誉顧問・名誉主任拝命
　北京僑仁中西医問診部特別顧問拝命
　北京昕格来養生科技発展有限公司常務理事・医療技監拝命
　潘瑞芹老師（元中日友好医院副院長・中国名医名術大辞典の一人）に師事
二〇一六年　株式会社東洋めでぃかるらぼ設立
　世界中医薬学会連合会入会
二〇一七年　世界中医薬学会連合会常任理事就任
　登録販売者免許取得
二〇一九年　中華人民共和国北京中日友好医院にて合同回診
二〇二一年　四柱推命鑑定開設

著書
『拝啓、未来の鍼灸師へ』二〇一九年・アートヴィレッジ
『キャンサーズ・ギフト』二〇二一年・アートヴィレッジ

監修者プロフィール

大鐘稔彦

一九四三年愛知県生まれ。68年京都大学医学部卒。
母校の関連病院を経て、77年上京、大宮の民間病院で院長となる。
「日本の医療を良くする会」を起会、関東で初のホスピス病棟を
備えた病院の創設や、手術の公開など先駆的医療を行う。
「エホバの証人」の無輸血手術68件を含む約6千件の手術経験を経て、
99年にメスを置き、南あわじ市の診療所に赴任。現在も院長をつとめる。

主な著書
映画化されたベストセラー『孤高のメス』『緋色のメス』
『白球は死なず』『私が足の裏の飯粒を取らなかった理由』
その他小説やエッセイ、医学学術書など多数。

中医がだめなら西医があるさ 西医がダメなら中医があるさ

2021年12月17日　第1刷発行

著者　梅野弘樹

監修　大鐘稔彦

発行　アートヴィレッジ
〒660-0826 尼崎市北城内88-4・106
TEL.06-4950-0603　FAX.06-4950-0640
http://art-v.jp

カバーデザイン／イラスト　西垣秀樹